U0023957

親愛的，你多麼幸運

圈圈 著　Sylvia 繪

送給我
親愛的你

生命就像一趟旅程，

然而我們偶爾都會迷路，在路途中迷惘，

當你在森林裡迷路了，

你該怎麼找到出口？離開這煙霧瀰漫的恐懼裡呢？

你必須找到陽光，

因為當陽光照耀時，煙霧會驅散

你會看到一道曙光，

它照耀你，照進你的心裡，

為你的生活帶來不一樣的亮光與盼望，

因此希望透過書裡的字字句句，

使你明白，

不論你經歷多少的大小事，

我們都在，神都在。

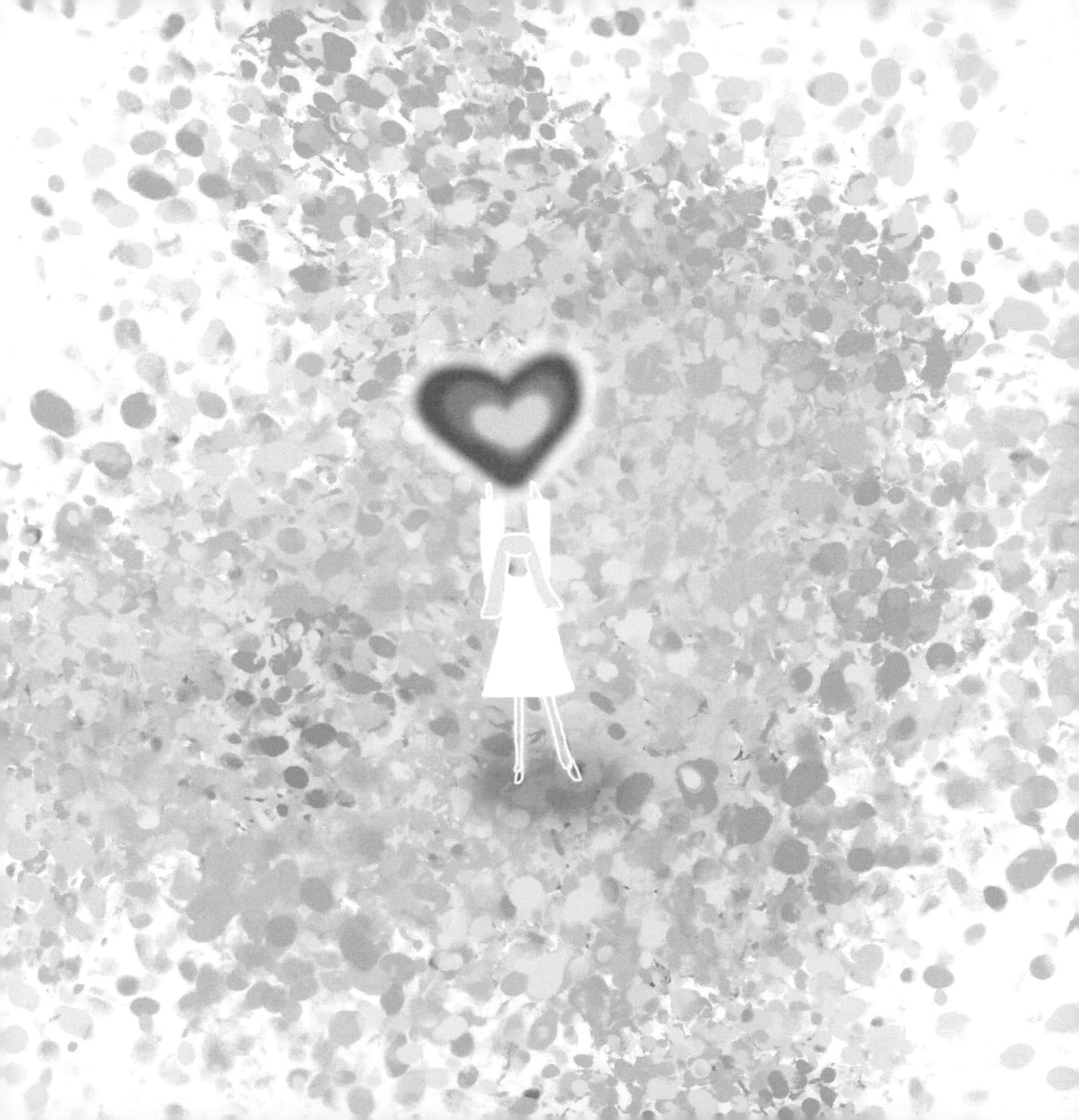

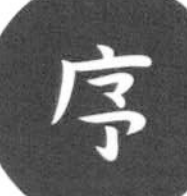

「人生需要有一些衝撞，才能把安逸的現狀打醒。」

在寫這本書之前，我鼓起了很大的勇氣，因為必須將最真實的自己坦露在眾人面前，猶豫了許久，然而最後我仍然決定為每個讀者分享我生命的旅程，在一路走來的路程中找到了答案，真心的用我的生命來告訴在這世上的每個人，生命有高山、有低谷，生病有時、醫治有時，會有我們都預測不到的結果或我們變成的樣子。但我想告訴正拿著這本書的你，你是最棒的，最有價值的。也許你的青春正開始，有美好的計畫；也許你正面對挑戰、面對疾病，突如其來的一場意外打破你規劃好的人生。我就是如此，我生病了，一場別人沒有辦法理解的病，我得了躁鬱症，解離性失憶症，會時常忘記過去發生的事，選擇性的遺忘大腦不想記起的事情，以及有邊緣性人格的傾向，甚至有恐慌、焦慮的症狀，並從原本的憂鬱症變成躁鬱症。當醫生宣判我生病時，就像對我説我得癌症一般，我難以去接受那樣的事實，在生命的路途上，我崩潰了，我看不見前方的道路，一切變得如此煎熬和漫長。

我寫這本書，並不是要告訴你，我比較堅強、我康復了，而是要告訴拿起這本書的你，當你獨自面對自己時，你不孤單、也不用感到寂寞。雖然面對自己總是不容易，但在千萬的人海中，有人了解你，有一位上帝，祂一直守候著你，用說不出的嘆息為你禱告，也許你開始不信神、質疑神，甚至埋怨神，但是神的愛一直都存在，祂正愛著你，實實在在的、真真實實的，把祂的雙手、雙腳釘在十字架上，只為了你。祂把祂完全的心，換了你這顆生病的心，親愛的你，你知道你有多麼幸運，因為在神那裡不再悲傷、不再有疾病、不再有孤寂。

希望我的每篇短文能夠成為你的力量，這是在我的人生中，用力氣跟努力拼湊出來的記憶、最寫實的心情。能夠為你加油打氣，哪怕是一句，都希望成為你活下去的勇氣。

也希望正在看的你，身邊有這樣的朋友、家人，請不要覺得他們奇怪，他們不需要同情，只需要你的理解、只需要鼓勵，多給他們一些空間，讓他們也跟你一樣，呼吸到相同的空氣。

推薦文

很高興可以看圈圈寫的這本書：《親愛的，你多麼幸運》！更榮幸可以寫推薦文！我是現今牧養他的牧師，我曾多年在門諾醫院、在精神科服事，也曾在衛理神學院讀輔導與關係的教牧博士班，所以就邀我撰筆。

看了之後，覺得這是一本真實、深刻、勇敢、真誠、陽光、淚水、盼望、愛與信仰的繪本，非常值得你細細的品味、深深的體會，會令你有陣陣的感動、滿滿的溫暖！

作者在生命旅途的迷失、迷惘、迷路中，找到陽光、找到方向、找到希望，這是因為「神在」，還有「我們都在」！她說：「人生需要衝撞，更需要鼓起很大的勇氣」，我非常佩服。我認為勇敢是經歷豐盛的關鍵，緊緊依靠神、突破自我，然後漸漸長大！尤其在面對 [黑暗]，恐懼難耐、過程煎熬、不斷等待、期待恢復，此時更是如此。正如作者說：「我心裡仍存在一點盼望，在愛中、有神，生命所走的路就不同。」我被作者對神的信心感動，約翰福音 8:12 說：「耶穌又對眾人說：我是世界的光。跟從我的，就不在黑暗裡走，必要得著生命的光。」我相信圈圈要成為許多人的祝福，這本繪本也將彰顯、見證上帝的榮耀！

更期待每位讀者，在生命中的選擇有眼光，能遇見愛！祝福您～

讓生命發光教育關懷協會理事長
竹北聖潔會鄧欽志牧師

看見這本《親愛的，你多麼幸運》時，好感動！好興奮！認識圈圈這些日子以來，看見你的勇敢與努力。雖然，有時會遇到沮喪與挫折的時候，但仍然真實的面對自己及處境，學習接納、愛自己，不時地抬頭仰望，轉換成積極正面的思想，繼續往前奔跑，並且把每個逆境，都當成是上帝即將給你，新的祝福的旅程碑，帶著耐性等候、期待的心情，慢慢地拆開一個個滿了祝福的禮物。書中有許多細膩的刻畫，願這本書能成為讀者的祝福。

竹北聖潔會廖婉婷師母

即便是現在，我們的社會對精神科疾病有相當多的污名化反應，認為他們是挫折忍受力低、刻意想要引發同情……

其實精神疾病也是疾病的一種，很需要大眾用像看待感冒或高血壓一樣的心情了解及支持，患者的自身經歷或者可以幫助我們貼近這樣的了解。然而，精神疾病除了干擾情緒，也常干擾其認知，圈圈還能以親身的體會來描述生病的經驗相當的不容易。

文中可以看到圈圈在疾病中，仍努力找到平衡的積極；在苦難中體會信仰安慰的真實；相信本書可以給其他病友帶來鼓勵和支持，也能幫助想要了解關心精神疾病的人，貼近他們的主觀經驗。

文中的插畫對文字有著溫馨的闡述，幫助讀者在閱讀過程中多了一些了解，卻也不會過度貼近而感受到同樣強度的情緒痛苦，這些闡述支持著圈圈的文字，相信也可以鼓舞其他閱讀本書的病友，在疾病當中仍然抱持著盼望！

馬偕醫院自殺防治中心 臨床心理師陳淑欽

看見幸運與不幸運 是智慧的開端

人的生命從出生開始，就是不公平的。

有人生在富裕之家，有人活在貧困交加；有人身體頭好壯壯，有人身心疾病箝制。精神疾病更是不公平，明明生病就已經很痛苦了，還有一堆朋友和專家給沒有意義的評論與建議。生命的不公平，似乎只是帶來生命的不幸。

然而，就像登月小艇必需要降落在至冷的寧靜海，才能完成任務。《親愛的，你多麼幸運》的作者圈圈，用真誠面對自己的病痛，從不幸的幽谷看到幸運的曙光，而繪者 Sylvia 也忠實地回應著這樣的心意。本書真的是一本不可多得的好書。

幸運與不幸運，正是生命的一體兩面，同時看到這兩端，我們就開始有了智慧。

馬偕紀念醫院精神醫學部暨自殺防治中心 方俊凱主任醫師

圈圈第一次開心的跟我分享她的創作時，我像是坐時間列車一樣回到天黑的那些晚上，手上的鮮血、桌上的美工刀、散落在桌上的藥袋、站在河岸邊上的訣別……一幕幕重新回到我的眼前。

我們練習過無數次的呼吸，在求你讓我走吧的字句裡生氣拉扯，一雙畫圖拉提琴，做著美味甜點的手，不知道什麼時候已經變成傷痕累累，數不清新舊傷口那斑痕的手。算著數十顆的藥量，每次回診每次增加；每次回診每次黯夜流浪街頭的獨影……。

圈圈是一個在十字路口的小孩，她不懂大人的世界為什麼總是忙忙碌碌；她不懂為什麼人長大了就不能回到過去，為什麼自己要跟別人不一樣？

人的盡頭是神的起頭，當神為你關上門的時候，他會為你開一扇窗。在我們遇到困難與挫折時，我們總喜歡先選擇躲藏在自己的舒適圈，因為那裏有一直以來最熟悉的安全感，可是當在舒適圈裡不再被保護時，我們就會開始選擇批判、定罪，我們開始憤怒的對待所有愛自己的人，開始自暴自棄埋怨神的離棄，而酗酒、砸東西，都再也隱藏不了心中的害怕與恐懼。

神啊！祢為什麼不再看我，為什麼不再對我說話，圈圈不只一次這樣的問上帝，她不懂！昨天還好好的……為什麼一天過後世界都變了，每一個人都說她「生病了」。但是在圈圈的心裡卻再清楚不過，因為她知道，當生命中的計畫在繞遠路的時候，是神要增加她生命中的深度，她也知道欺騙自己，神並不會為她做任何的事，在詩歌裡一次又一次，哭了、睡了、累了、醒了，她開始找到自己存在的意義，她記得她向神的禱告，她要用生命為神活出見證。她做到了！就如他的書所說的，她沒有比較堅強、她沒有全然康復，她仍然需要鼓勵與陪伴，但是她願意勇敢的面對自己像被宣判癌症一樣的身心問題，她要告訴那些和她一樣在十字路口掙扎的人，你不是孤單的。因為親愛的你多麼的幸運，知道有人在跟你一樣為自己而努力。

生命不是走到盡頭，而是你該轉彎了，而當你抬起頭的時候，你也才能看見上帝為你開的那一扇窗。而圈圈是個勇敢的女孩。

新竹市東區衛生所謝明芳護理師

你的日子如何、你的力量也必如何

（申命記三十三：24-25）

作者的話

我想每個人都同樣渴望，在每一天活著時是充滿著平安喜樂的，是沒有任何的憂慮煩惱，一切都很平安、順利的。但人生卻不像童話故事一樣簡單，實際上風平浪靜的時間比較少，面對狂風巨浪的時間比較多，因此想起了這句經文（來自聖經），因為你的力量也會影響到你的日子。所以，在面對新的開始，我們重新來思考：每天的人生該怎麼去創造、讓它充滿了神的榮耀跟祝福？但是要怎麼過你的生活的關鍵，不在於你做了什麼或擁有什麼，而在於你的力量、你的能力在哪裡呢？當你找到時，你的生命就成為獨特的永恆。

我要鼓勵每位憂鬱症、躁鬱症或你在精神有疾病的朋友，你沒有不一樣，只是你太特別了，因此你的人生跟別人不一樣，就好像我一樣，如果今天我沒有生病，就沒辦法深刻的體會生命。希望你也不要放棄，堅持下去總會有盼望跟光芒出現，生命是自己創造的生命力。

我要感謝一路陪伴我的人們，你們是上帝派來的天使，在我最想放棄的時候，你們沒有放棄我，如果沒有你們，也沒有今天的我。所以親愛的我多麼幸運，在人海中遇見你們，所以我想跟你們分享心的感覺。也感謝幫我畫了這本書的你：我的朋友，願上帝祝福你。

作者 ｜ 圈圈
喜歡音樂，喜歡電影，喜歡旅行。
相信愛能夠戰勝一切懼怕。
Facebook 粉絲專頁：火星女孩

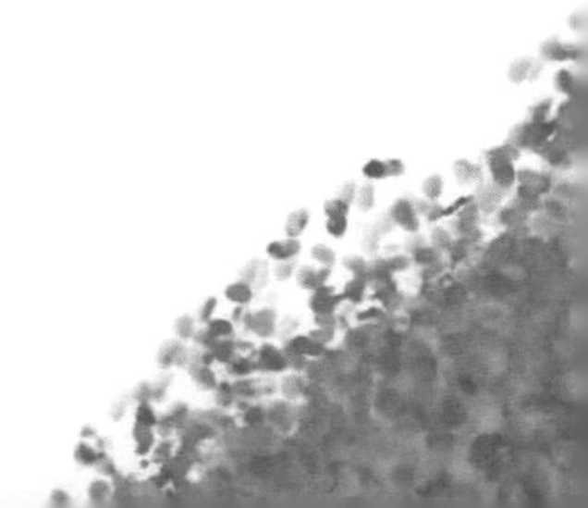

繪者的話

我相信，無論時空相隔多遠，當一個人改變了，整個世界都會一起改變。因為我們是彼此相連且相愛的。

繪畫對我而言是一件幸福的事情，在拿起畫筆的同時，心中便能感受到一股愛的暖流支持著這份創作，這帶來無比的喜樂與雀躍，而我知道這一切都是來自於神的恩典。

藉由繪畫，我想為你開啟一扇門，一扇關於奇幻世界的門。

彩虹光的獨角獸在星際間穿梭，綠寶石般的精靈們在花草間行走，
來自天堂的愛匯聚成河流，消融在大地之母的懷抱當中，
當銀星越過天際點亮夜空，自然王國的存有們守護著森林與湖泊，
貓頭鷹在林間低鳴、橘龍沉睡在山谷之中、美人魚在海底悠遊。

那些曾經有過，卻被遺忘的夢，誕生在另一個世界裡，直到被人們再度憶起，

願你能一起、憶起。

讓這個夢落實在這個地球。

藉由繪畫，我想為你開啟一扇門，也歡迎你加入我們。

繪者 ｜ Sylvia
奧秘學校的行者，占星研習者。
Sylvia 這個靈性名字的意思是「星系之間訊息的傳遞者」，希望藉由圖畫、文字喚醒於此相遇的人們。目前與獨角獸和精靈們一起工作，將奇幻世界的插畫及故事帶到這個星球，觸及所有人類，分享美好與愛的品質。

電繪粉專：與神對畫
水彩粉專：星光門戶 Sylvia's way to Starlight

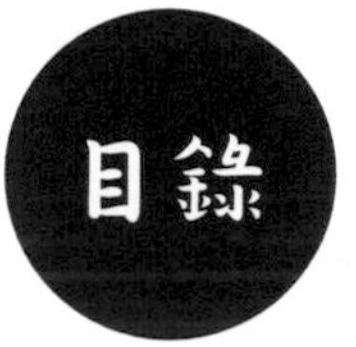
目錄

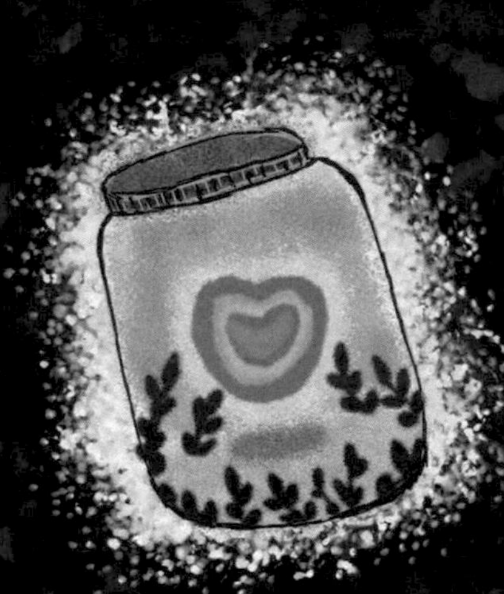

chapter 1

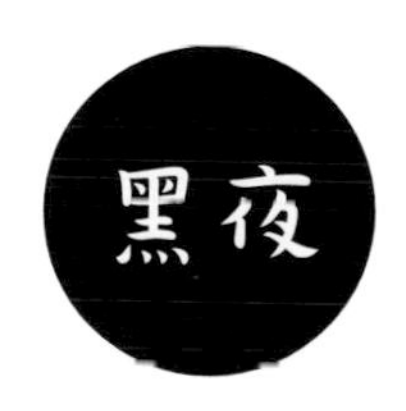

有一天，突然間，開始感到害怕跟恐懼，

你不知道這種感覺突然襲擊你的心。

你的心被黑暗佔據，

吞食你的心，

恐懼，因此

打亮了房間所有的燈，但心裡依然是黑暗的，

恐懼未來，睡不著覺，

連呼吸都是種痛苦，

永遠記得我不敢閉上眼睛，

在房裡歇斯底里，

然而當面對這樣的恐懼時，

只求自己原諒當時的自己，

似乎我生病了。

提起容易，接受難。

感覺路好漫長，怎麼走都走不完，

想大聲哭出來，

但連哭的力氣都沒有，

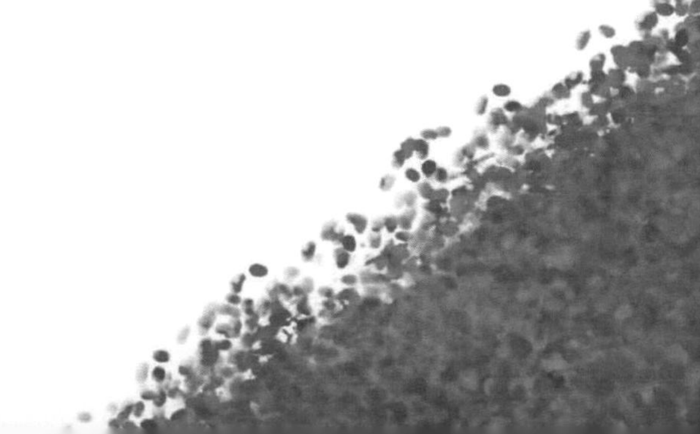

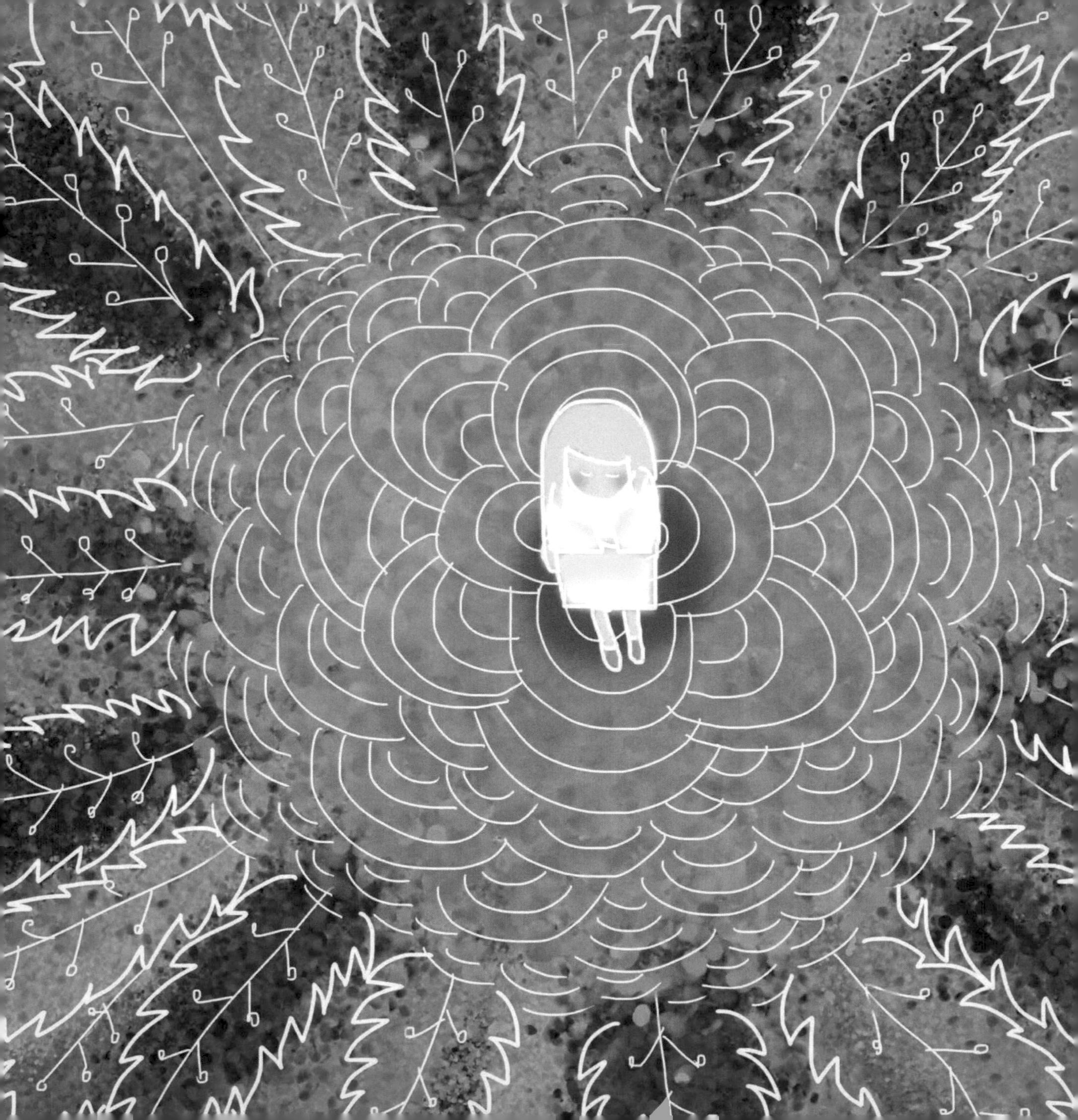

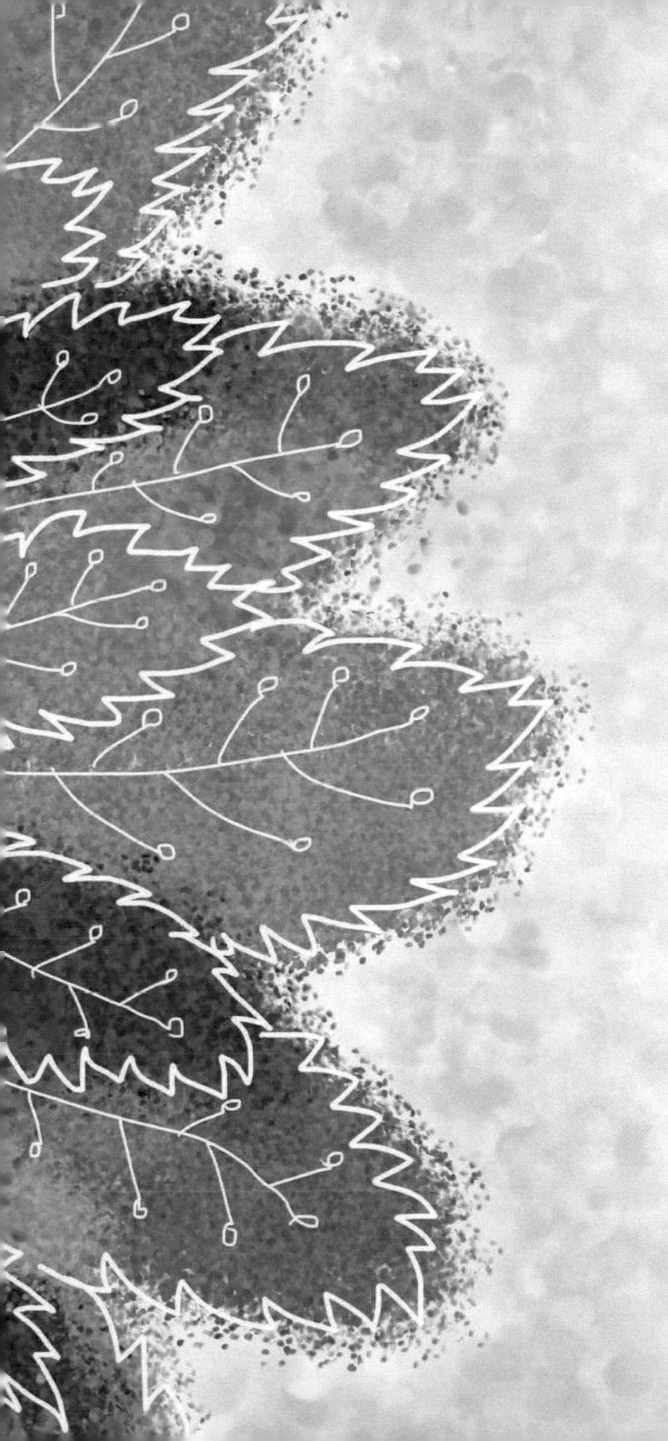

但在最艱難時，

你可以繼續受困，

老是想著負面的事，

活在焦慮跟恐懼之中，

或者，你可以相信

神為你預備美好的未來。

但我的心，還沒有準備好

去接受這一切。

當時我問神，祢在哪裡，

我是不是被祢丟棄了？

我好恨祢讓我生病了。

那你呢？什麼是你的黑夜？

你準備好了嗎？

chapter 2

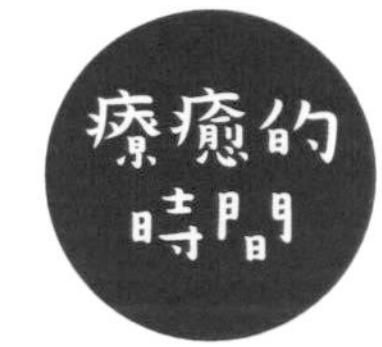

當我被醫生告知我從憂鬱症變成躁鬱症時，

世界像崩塌一般，

正開始青春的人生，

卻必須被疾病折磨，

似乎像被宣判了死刑一般，

沒辦法度過每個夜晚，

也沒辦法去跨越、面對對於明天到來的恐懼，

全身因為過度換氣，

因此麻痹，持續了多時，

有好幾次因為過度換氣，

送急診。

還記得有一次，

過度換氣時，

我躺在地上不能動，

我害怕，

呼吸越來越緊湊，

從手到腳，到全身漸漸地麻痺，

我開始聽不見身邊的人叫我，

視線開始變得模糊，

當下，我知道我要死了，

因為我快要昏過去了。

當我告訴神，我想去找祢時，

祢還是把我留在了這個世界，

我想，祢應該還不允許我的離去吧！

但祢送給我存留，

讓我的生活就如地獄一般的煎熬，

在地獄熊熊的烈火裡活著，

每刻都離死亡那麼地靠近，

像一塊快碎裂的玻璃，

輕輕的一碰，就會碎裂，

大哭完後，以為心裡的痛苦已經被釋放出來，

但並沒有，以為時間是最棒的療癒。

然而我深深的體會，

療癒自己的不是時間，而是自己。

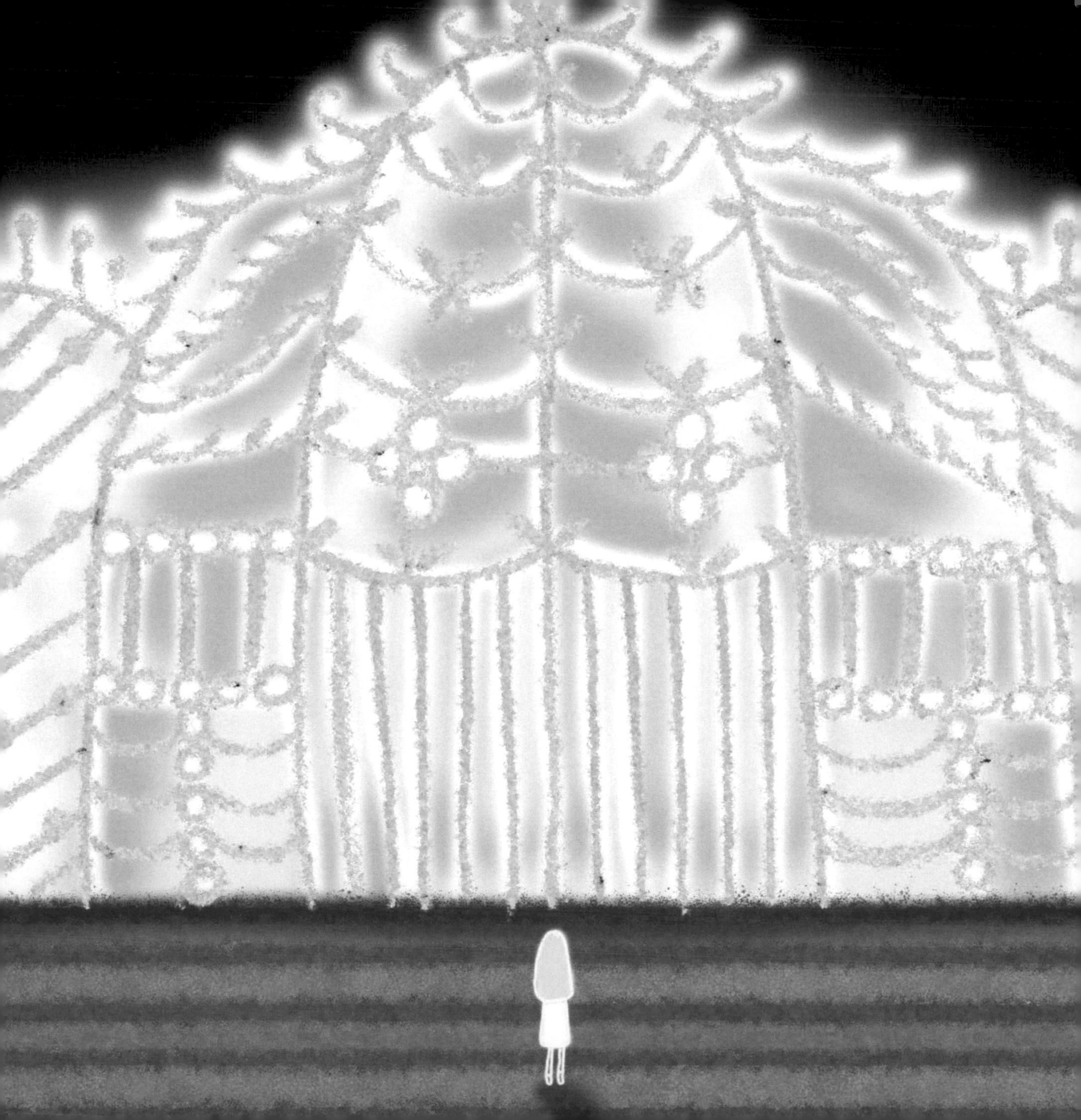

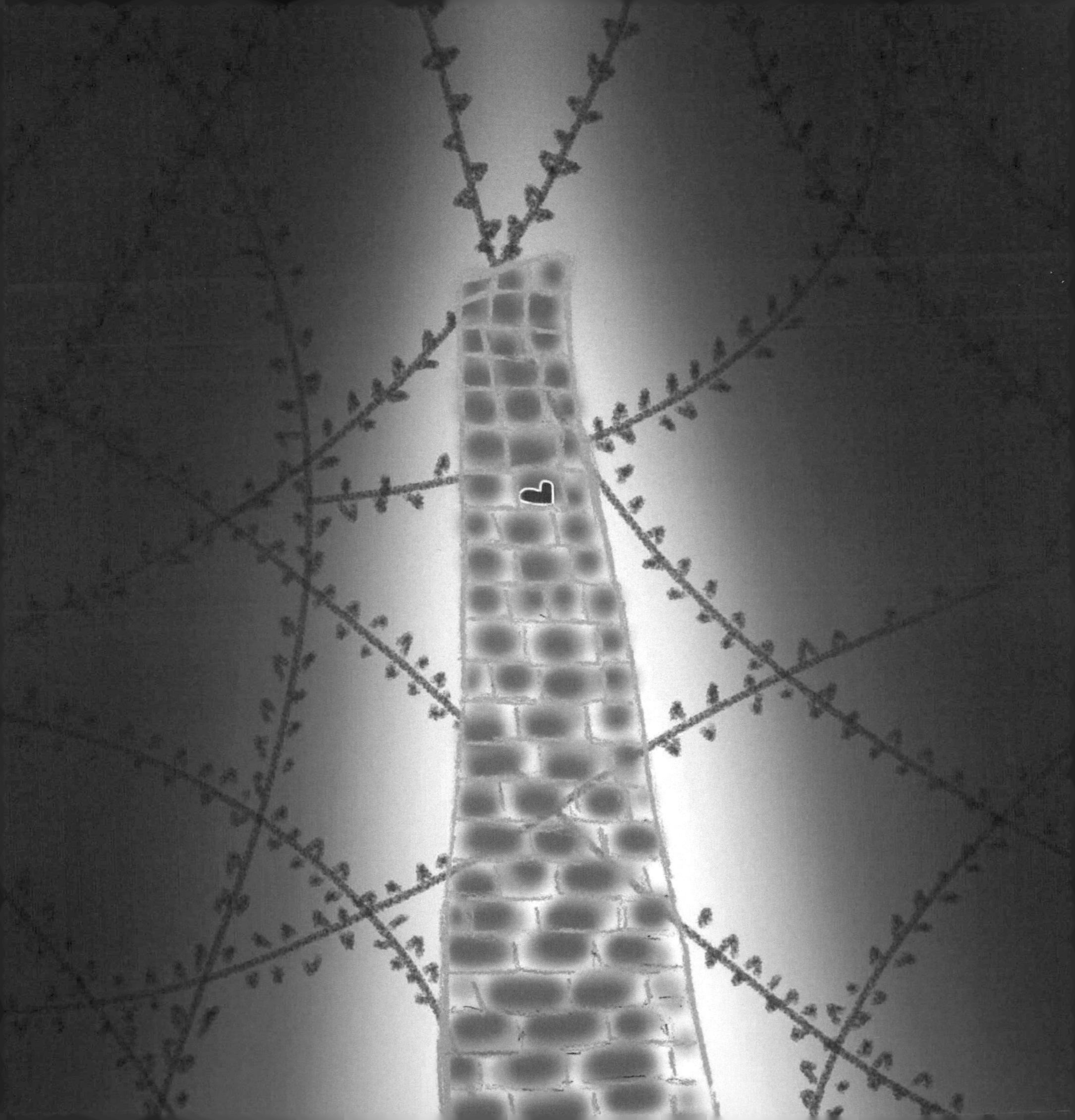

chapter 3

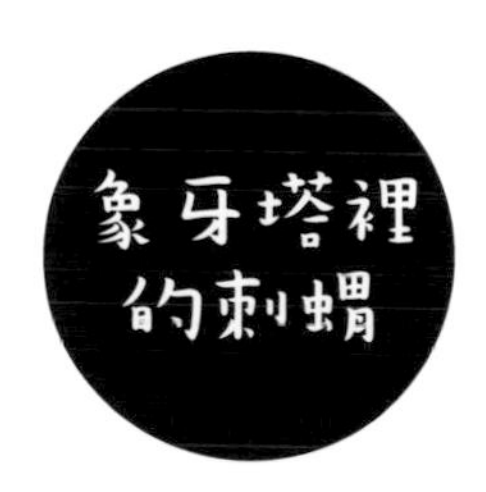

推開了身邊的好多人，

把自己關在象牙塔裡，像個刺蝟。

身上的針，插在別人的身上。

插在那些愛我的人身上，難以被拔開。

同樣的這些針，插著我，讓我不斷在心裡流血。

以前以為難過時，會大哭一場，

此刻才發現真正的難過，

眼淚是流在心裡的。

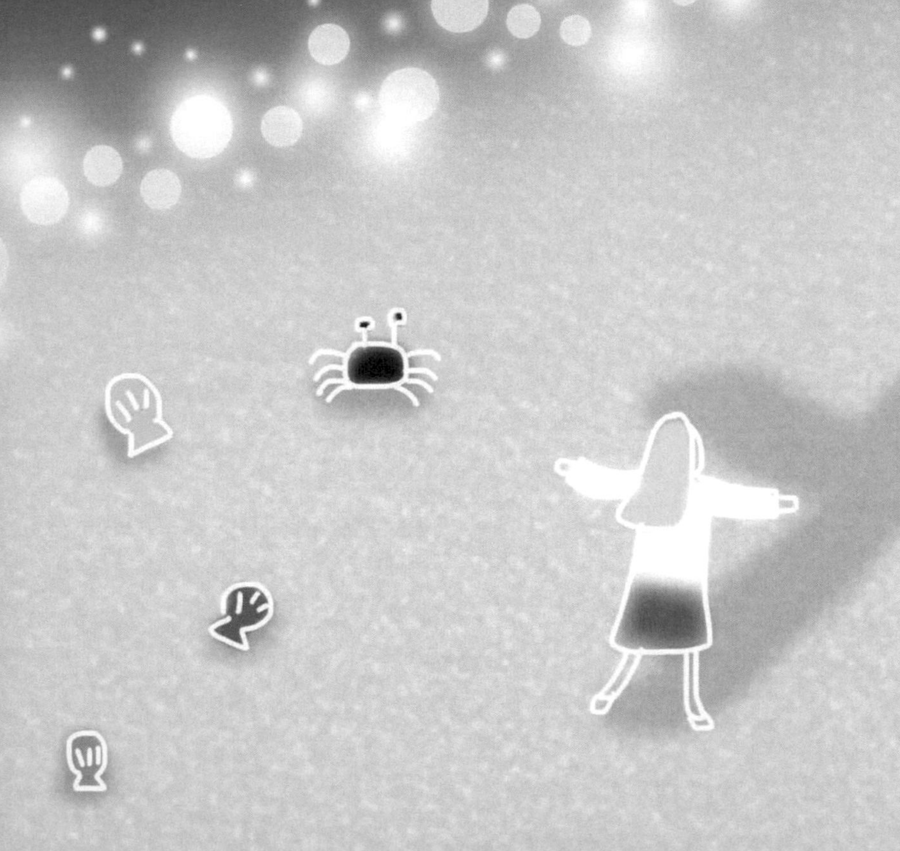

在我以為沒有人在乎的時候，

才明白我的上帝理解，

總在我最需要的時候，

祂收集了掉落的每一滴像珍珠般的眼淚。

因為祂曉得這樣的痛苦。

看著祂釘痕的雙手就可以明白，

當一個人心裡最好過的時候，就是有人感同你感同的身受。

而你的神明白，你要相信這是事實。

chapter 4

那一晚我做了個夢，
人都說夢是虛幻的，
但我卻真實地感受到上帝的愛在我身上，
這個夢是這樣子的：
在一間很大教會裡，
大家都舉起雙手敬拜神，
而我躲在最後面的角落，
以為這樣就沒有人看見我，
因為我不值得被愛，
但當我要轉身離開時，
在台上的牧師用麥克風大聲喊出我的名字，

那時我停下了腳步，
我問他：「你為什麼知道我的名字？」
他說：「上帝告訴我的。」

頓時我沉默了，
他說：「神要我告訴你，祂非常愛你，非常地。」

當我醒來時，
我哭了。

在茫茫的人海中，
失落的那一角，
心裡破碎的那一角好像被觸碰到，
有一位神祂抓住了在懸崖邊，
快要鬆手的我，
短短的兩句話，
給了我呼吸的機會，
給了我一絲的光芒，
至少我撐過了那時，

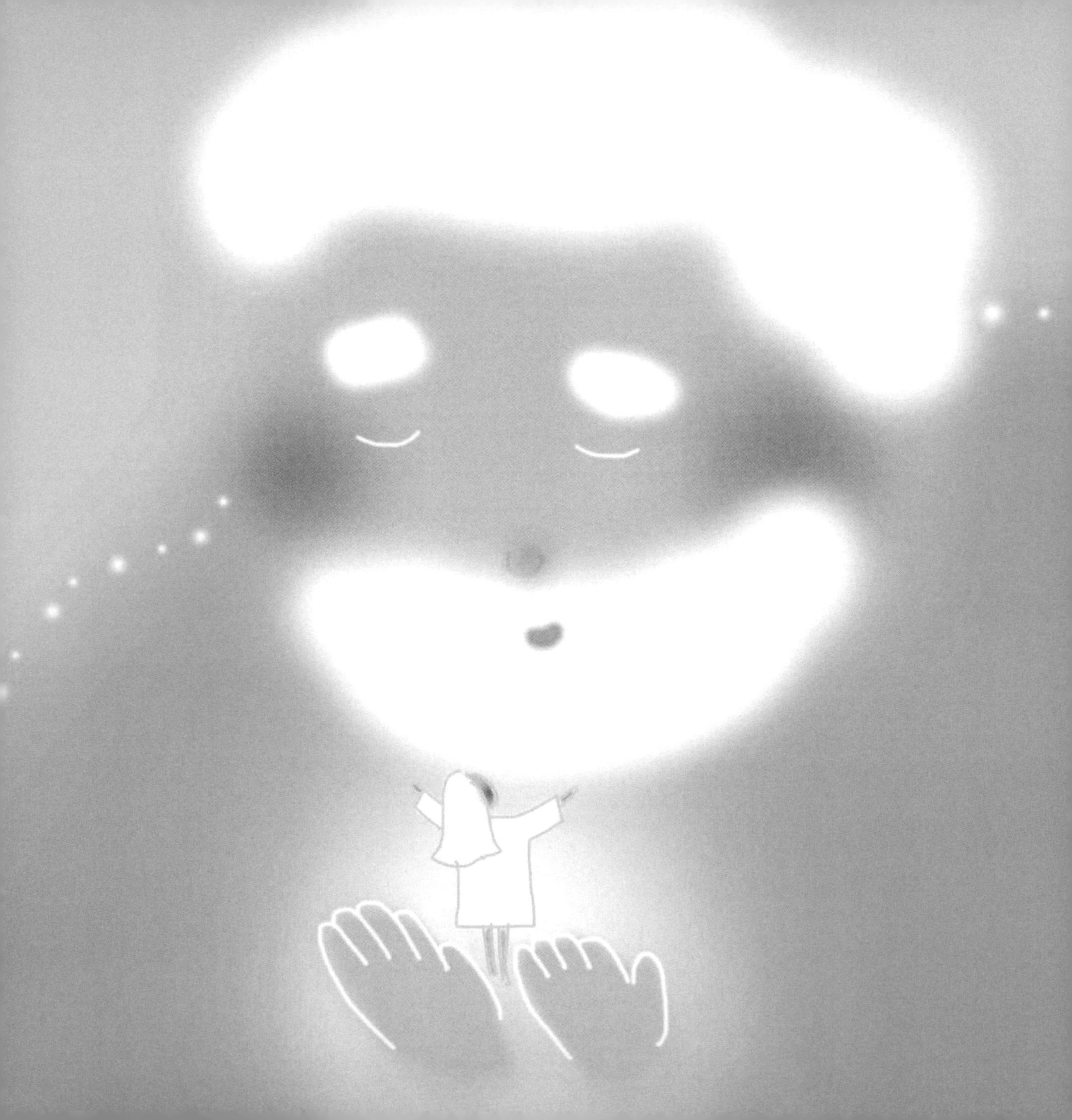

當你相信神接納你，
當你相信在神裡面的價值，
你就不再覺得缺乏安全感，
原來最好的出路，是一路走到底。

不知道你是否感受過？
但相信神永遠都會找到你，
不論你躲在哪裡。
祂會想辦法遇見你。

chapter 5

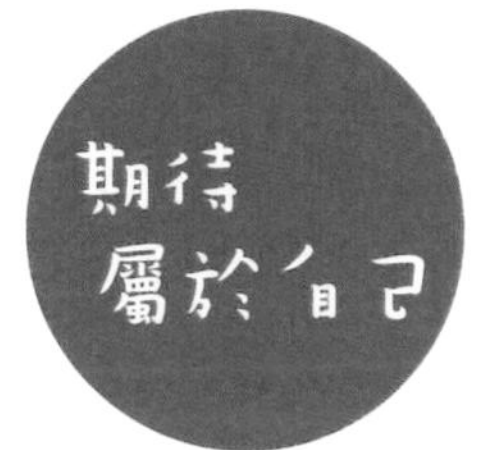

開始睡不著覺後，只能靠著藥物，
它像毒品般，不可以沒有它。
但又想遠離的這之間的掙扎與矛盾。

丟掉過好多次的藥，
卻控制不住自己的病情，
以為靠酗酒就可以灑脱，
不想承認自己已經成為一個病人的事實，
因為沒有勇氣，
面對活在心裡的自己，

失去了自己，

在這宇宙中，

渺小的自己，

感受到莫名的窒息。

開始看心理師，

然而病情並沒有好轉，

心裡的那些膿包，

一個一個被挖起，

只是太痛，

痛到想結束自己的生命，

不知道何時，我已經變成自己不知道的樣子，

藥物佔了我大多數的時間，

而另外的時間是在否定自己、傷害自己。

接納不了自己，這樣生病的自己。

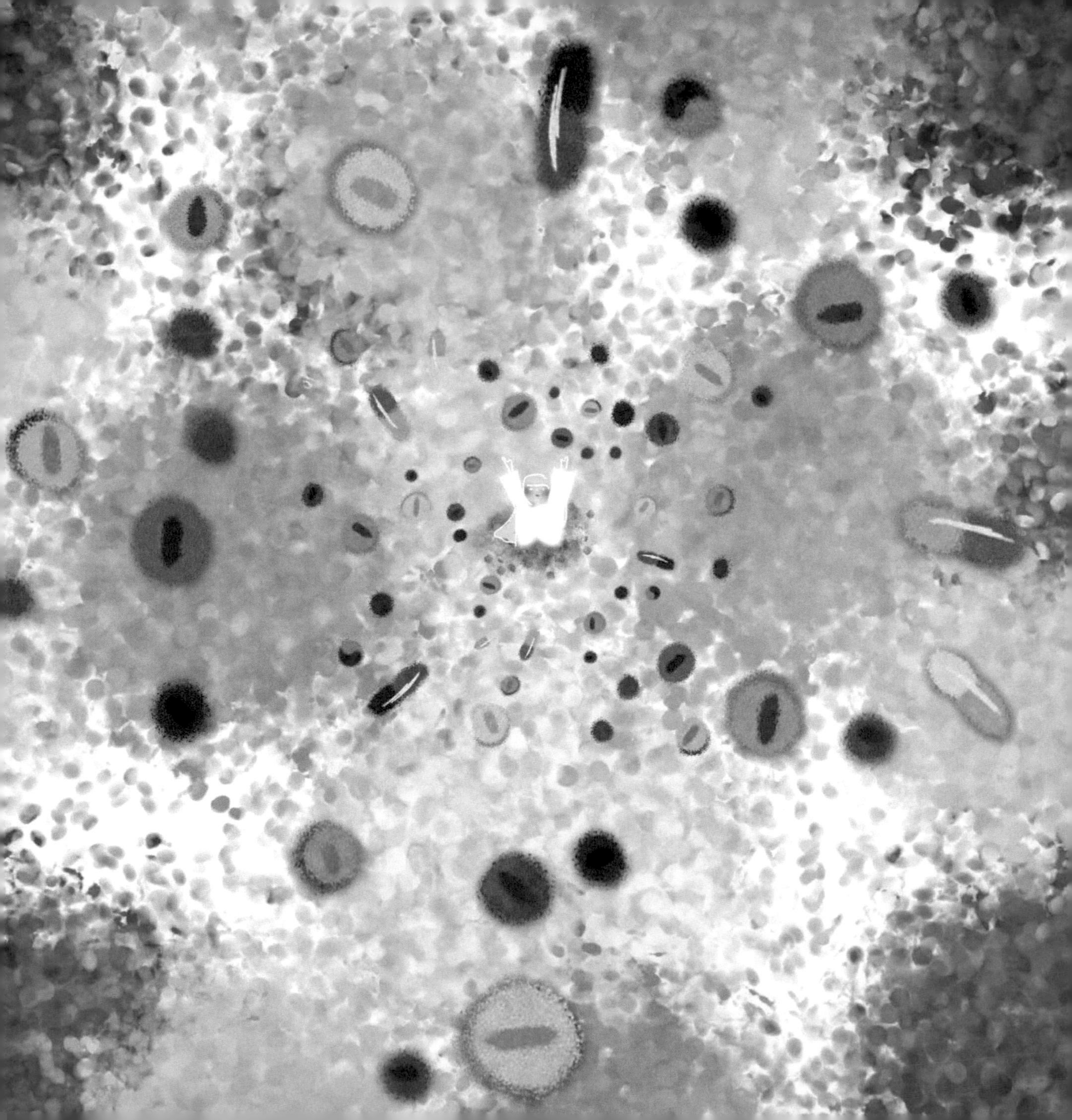

我們都病了，

需要一位醫生，

我想那是神吧！

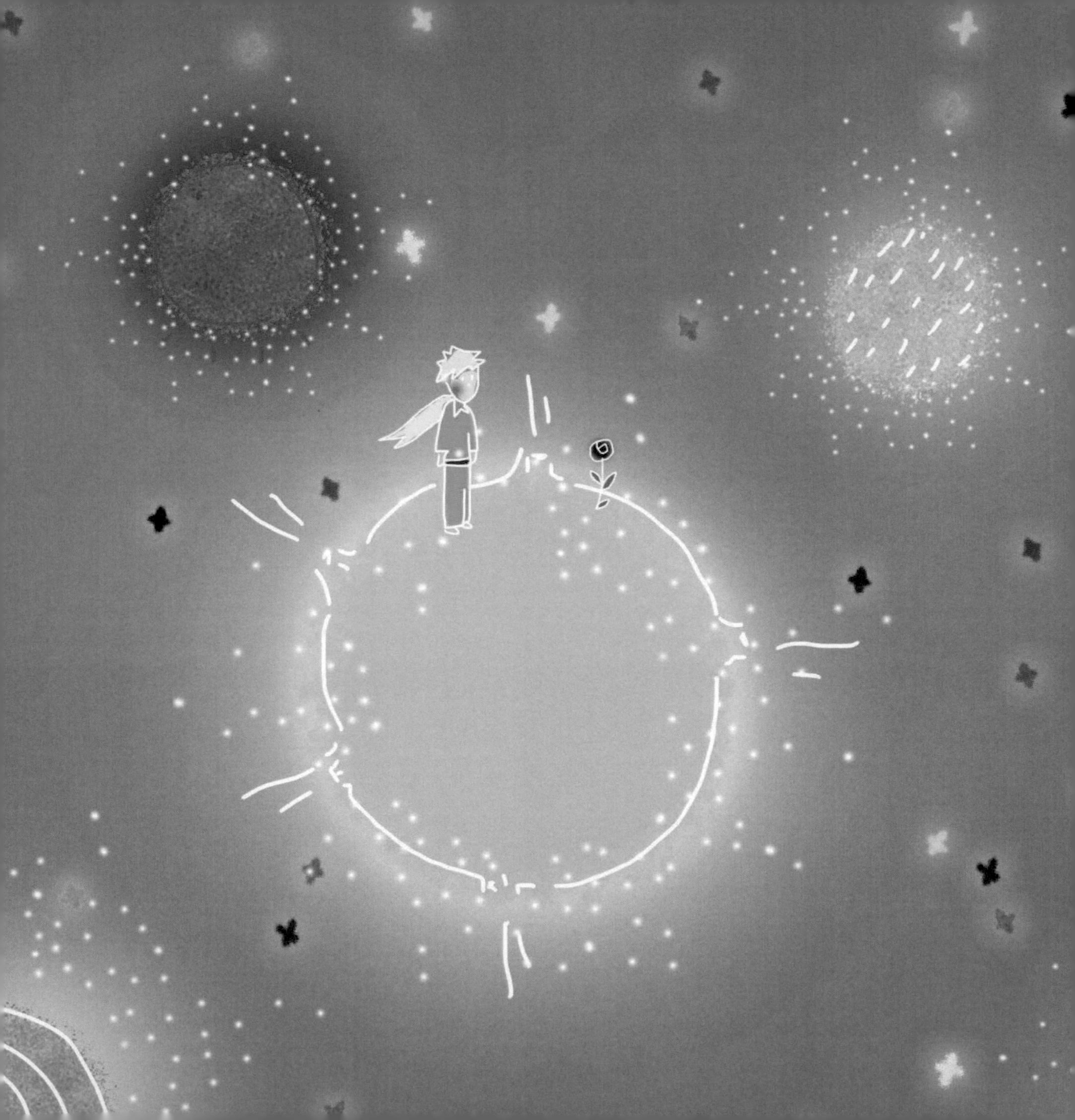

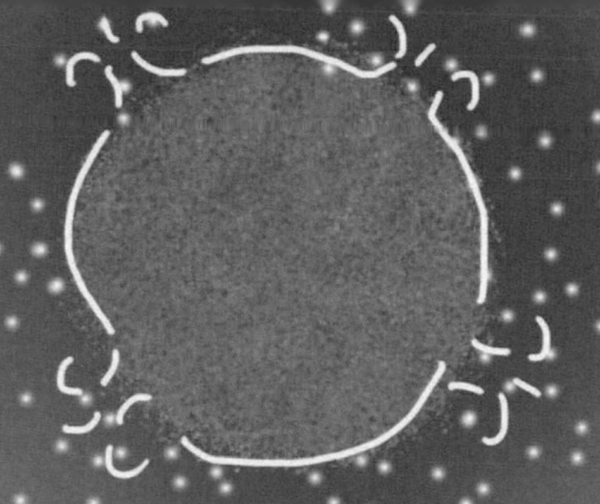

chapter 6

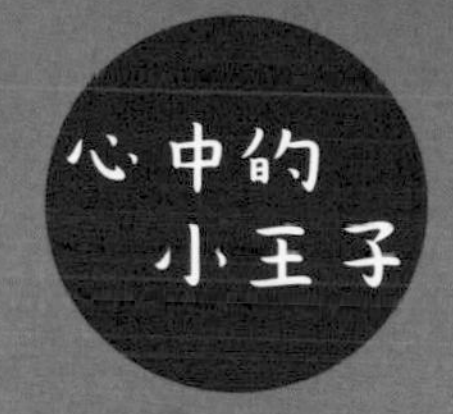

在光速變化的世界裡，

渴求簡單的小王子，

期待屬於自己的玫瑰，

期待屬於自己的青春，

期待屬於自己成為「大人」的時刻，

《小王子》（法國作家 Antoine de Saint-Exupéry 發表於 1943 年）

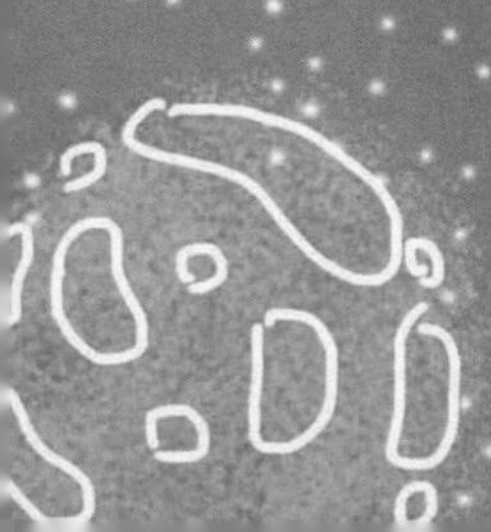

我體會到，生命的重量重到難以去承受。

太沉重，因此心裡感到複雜。

如果可以，希望生活可以選擇不一樣的樣子。

有人常說生命是自己選擇想怎麼過就怎麼過。

但當你在失控中，那樣的生活對誰來說都是一種奢侈。

而人的愛很沉重，愛讓每句淺淺的話，沉得很深很深。

愛讓眼睛看得很進去，

微小的細節變好大。

以為輕輕提起的，

都是最難放下。

但我心裡仍存在一點盼望，

在愛中，有神，

生命所走的路就不同，會充滿了驚喜。

你準備好要接受驚喜了嗎？

我似乎想要接受這些驚喜了。

chapter 7

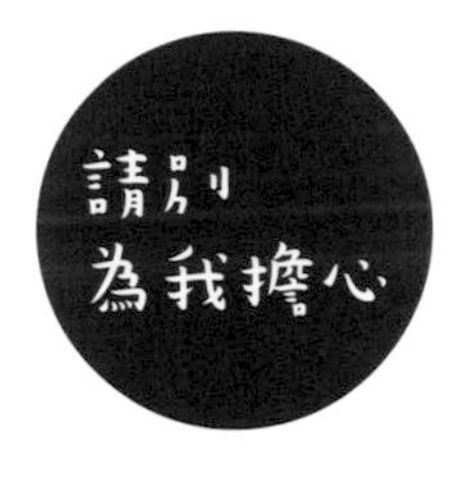

開始接受每週的諮商，
但對於未來的我，
活不下去，
也走不下去，
沒有按照醫生開給我的藥物服用，
因為不想被藥物控制，
所有的副作用都令我痛苦，
吐、暈眩、變得不像自己，
每次去看診的時候，都欺騙醫生。
其實我們彼此都知道，
但卻不想拆穿對方所說的謊言，
不想被調整藥物，
不想接受未知的副作用，

假裝看見自己的病況，
就以為沒有生病，
然而卻騙不了自己，
我因此延遲了我的治療，
藥量又比過去更加的多，
再加上，我開始瘋狂的購物，
無止盡的買衣服、鞋子、包包，價錢越來越高，
高到我無法自己負擔，
有好多人為我擔心。
當我結束我的購物，我心裡感到好空虛，
好像有一個大洞，
我以為物質會填滿我心中的空洞，
但卻沒有，我更加痛恨自己，
拿刀，
一刀一刀的劃自己，流了許多的血，
雙手捶著玻璃，
血布滿了整個桌上，
整個地上、整個浴室，
而我只會做的：就是放聲大哭，
那種哭，無助得像是天崩地裂般，

你不知道你該去哪裡找到自己，
好像這個世界已經沒有你的容身之處。

生活就好像是個驚嘆號和一個問號之間的猶豫，
在問號之後是一個句號，
但不知道自己的句號什麼時候會到來，
那樣的無助在我的心裡盤旋。

而我心裡不斷地問，
神啊，祢在哪裡，
救救我好嗎？
你知道神告訴我什麼嗎？
祂說：

「只要你一直說懼怕的話，你就會變成問題和恐懼的俘虜。」

神的話總是單刀直入。
但你必須相信祂的話有果效。

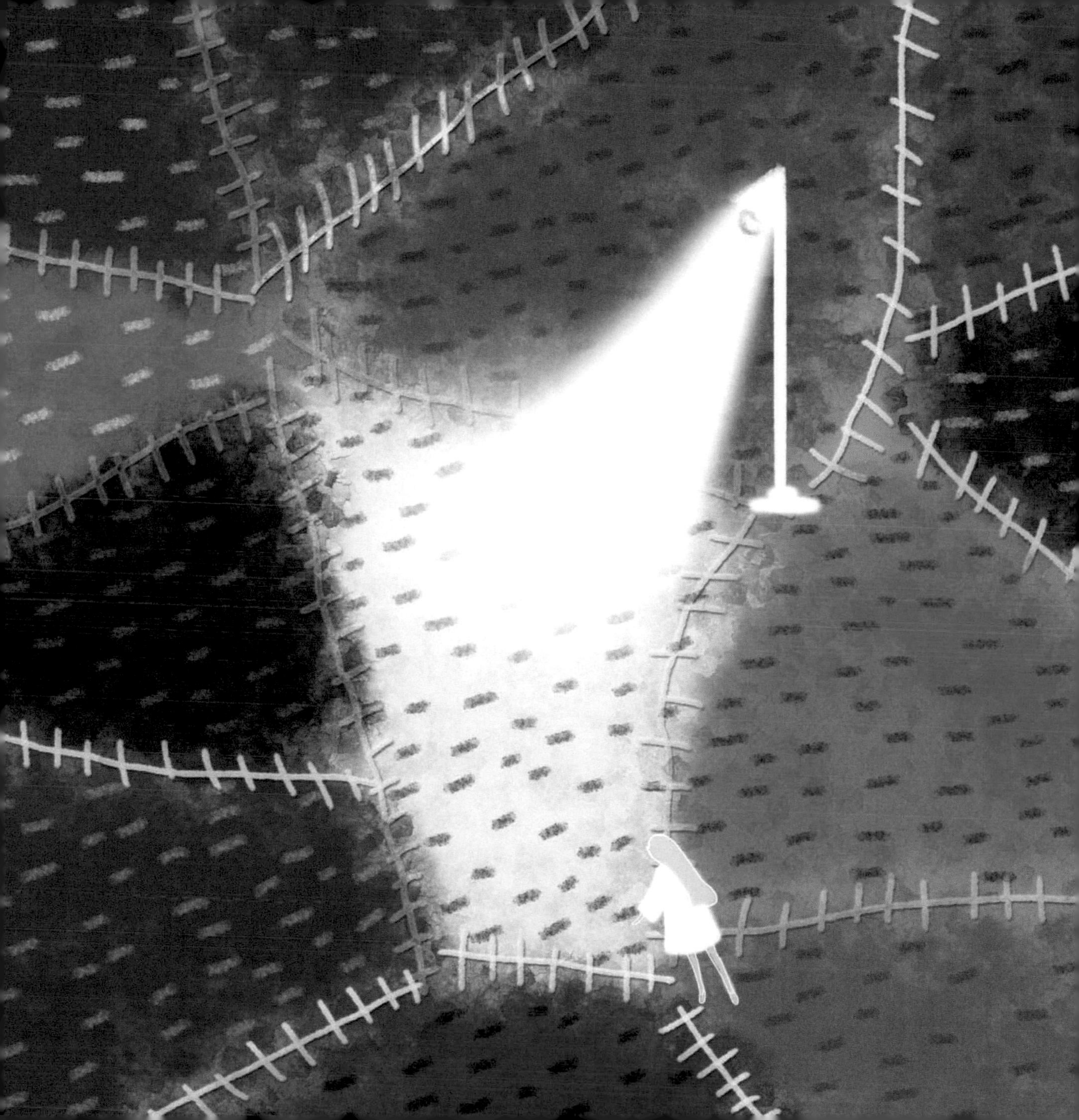

chapter 8

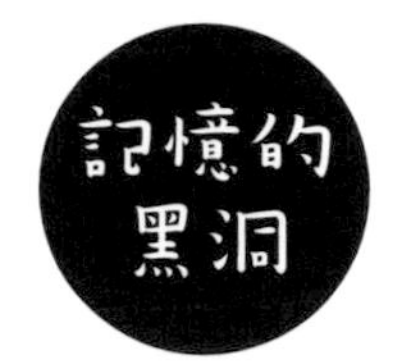

不知道從什麼時候開始，

變得常常忘記東西，

人事物也是，

漸漸的那些美好的回憶，

偷偷、悄悄地被帶走，

醫生才發現我得了解離性失憶症。

大腦像台電腦一樣，

被拔了腦海裡的總開關，

自私的自己忘記所有的事情，

而讓別人去承擔，

對他們的傷害，

思想著自己和別人，

我問記憶，可不可以把它還給我，

而它卻沉默，

什麼都不說，

我用力的拉著它，

想去彌補些什麼，

想要知道自己是一個怎麼樣的人，

只是我輸給了它，

也輸給了自己，

但我想生命力不只顯明在堅持的能力，

也顯明在重新開始的能力。

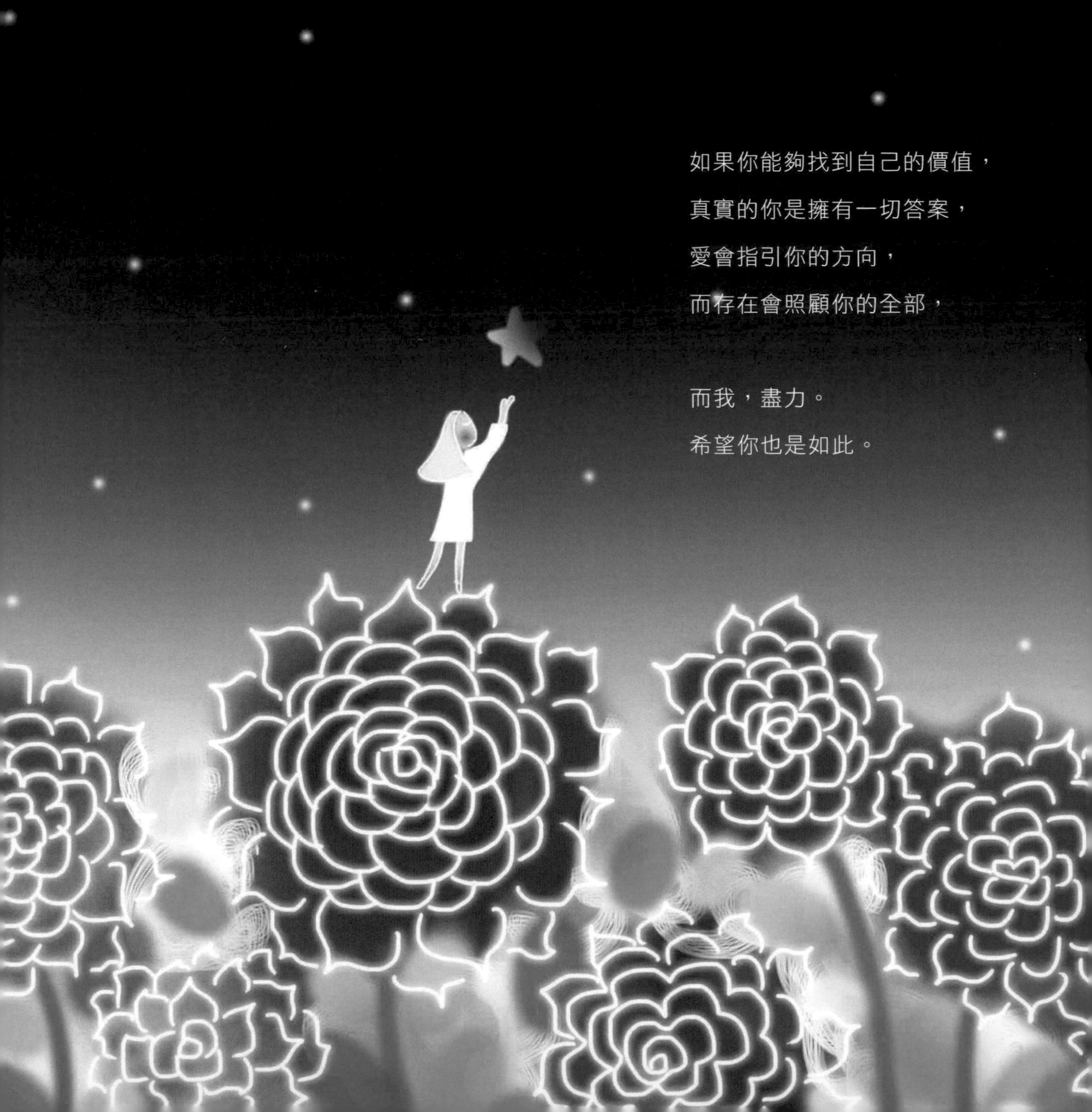

如果你能夠找到自己的價值，
真實的你是擁有一切答案，
愛會指引你的方向，
而存在會照顧你的全部，

而我，盡力。
希望你也是如此。

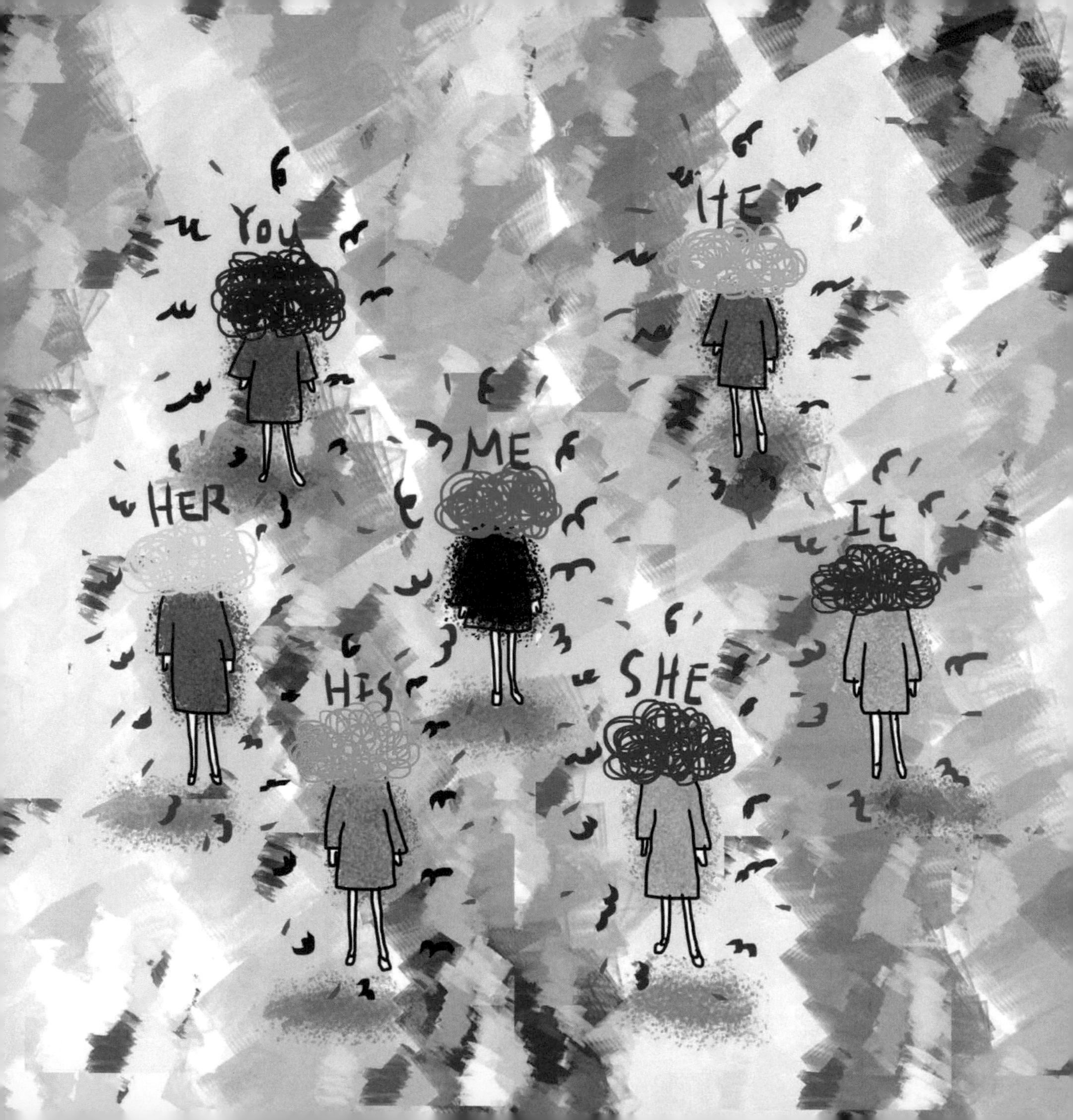
YOU
HE
ME
HER
It
HIS
SHE

chapter 9

這世界無法被理解的人類，就被視為不同的人。

只是人們害怕，

知道得更多，

所以害怕吧！

而才發現這世界不是那麼容易理解。

所以學著理解世界吧！

有些人明白也好，不明白也好。

這一切好像都變得不是很重要。

帶著不一樣的眼光看也好，

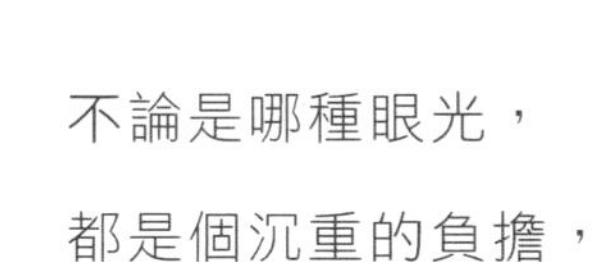

不論是哪種眼光，

都是個沉重的負擔，

沒有自己，失去了原本的自己，

偽裝成一個光鮮亮麗的人，

但實際上卻在黑暗裡行走的人。

但神的愛裡有光，

說愛我，
我曾懷疑但是願意相信。

直到山崩地裂的那一夜，
才知道以前不相信，
錯了。
在漆黑的夜裡，點上一把小火。
仰頭看著天說：

「我會勇敢地活下去。」

chapter 10

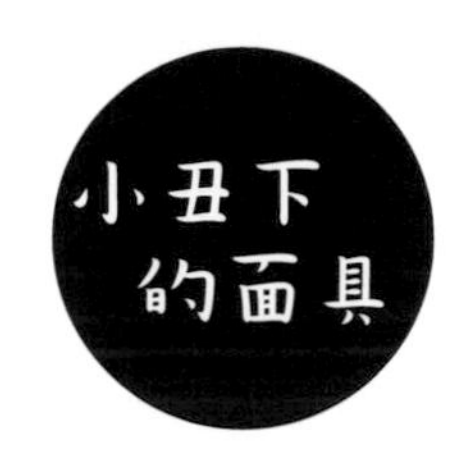

我想大多數的人，

都戴著面具活著，

因為不想被人看穿自己的軟弱，

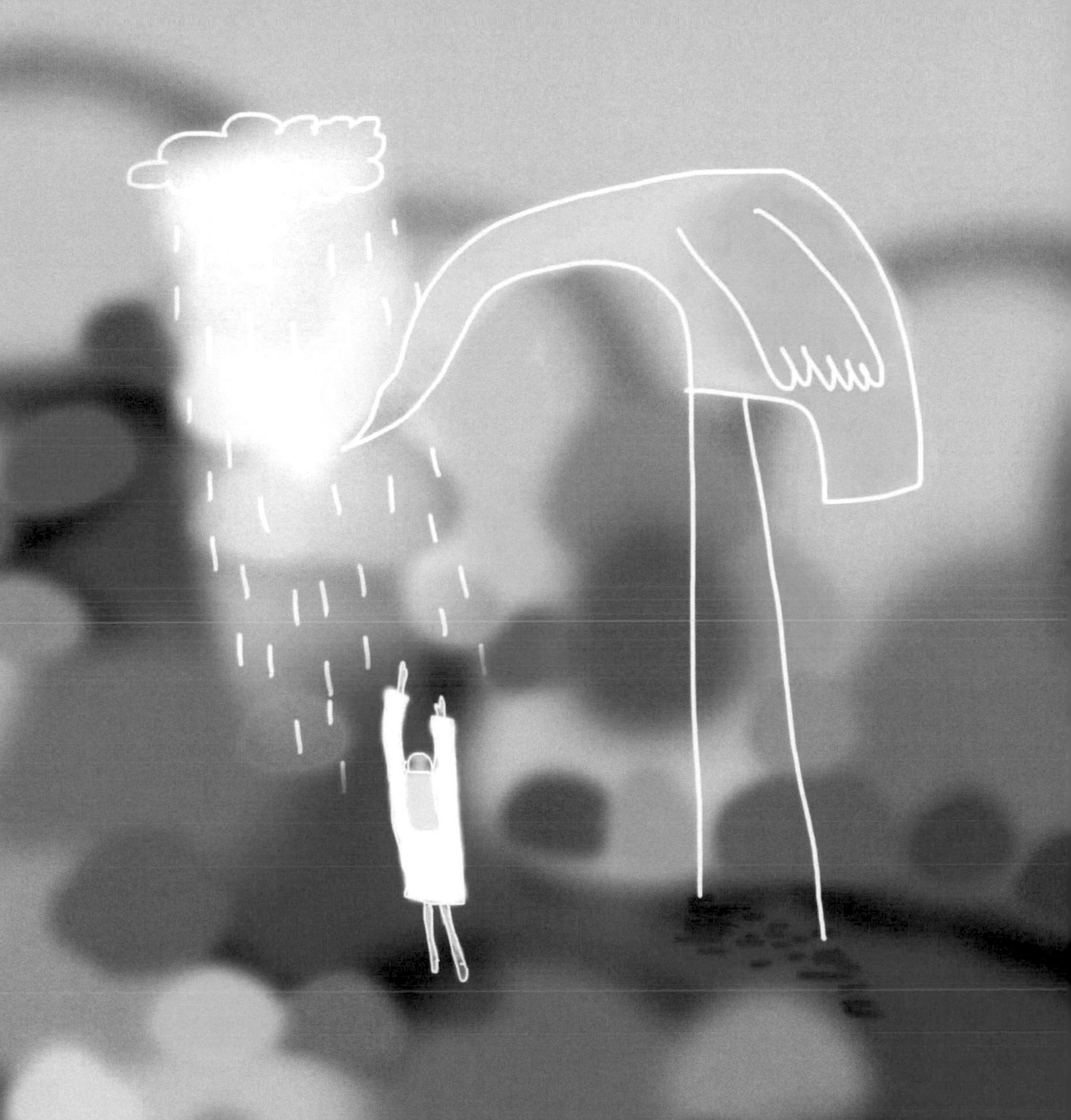

就好比我，

我不想讓人看見無助的我，

流淚的我，痛苦的我，

當我對你笑著說沒事時，

心裡卻在淌血，

因為必須堅強，

但往往我們都不夠堅強，

我們就像小丑一樣，

努力讓身邊的對你微笑，

以為外表的笑，

可以遮掩、逃避自己應該面對的現實。

因此一層一層的面具，

隨著年紀越戴越多，

多到我們拿不下來，

或著給自己許多的理由，

告訴自己拿不下來，

而活的一生的面具生活。

所以可以，拆下它吧！

請不要在上帝面前，
梳妝打扮，

祂已經看見真實的你，
在祂的眼裡，
你是完全、獨特的，

你可再更靠近祂一些，
貼在祂的心上，
跟祂的心跳動的頻率相同。

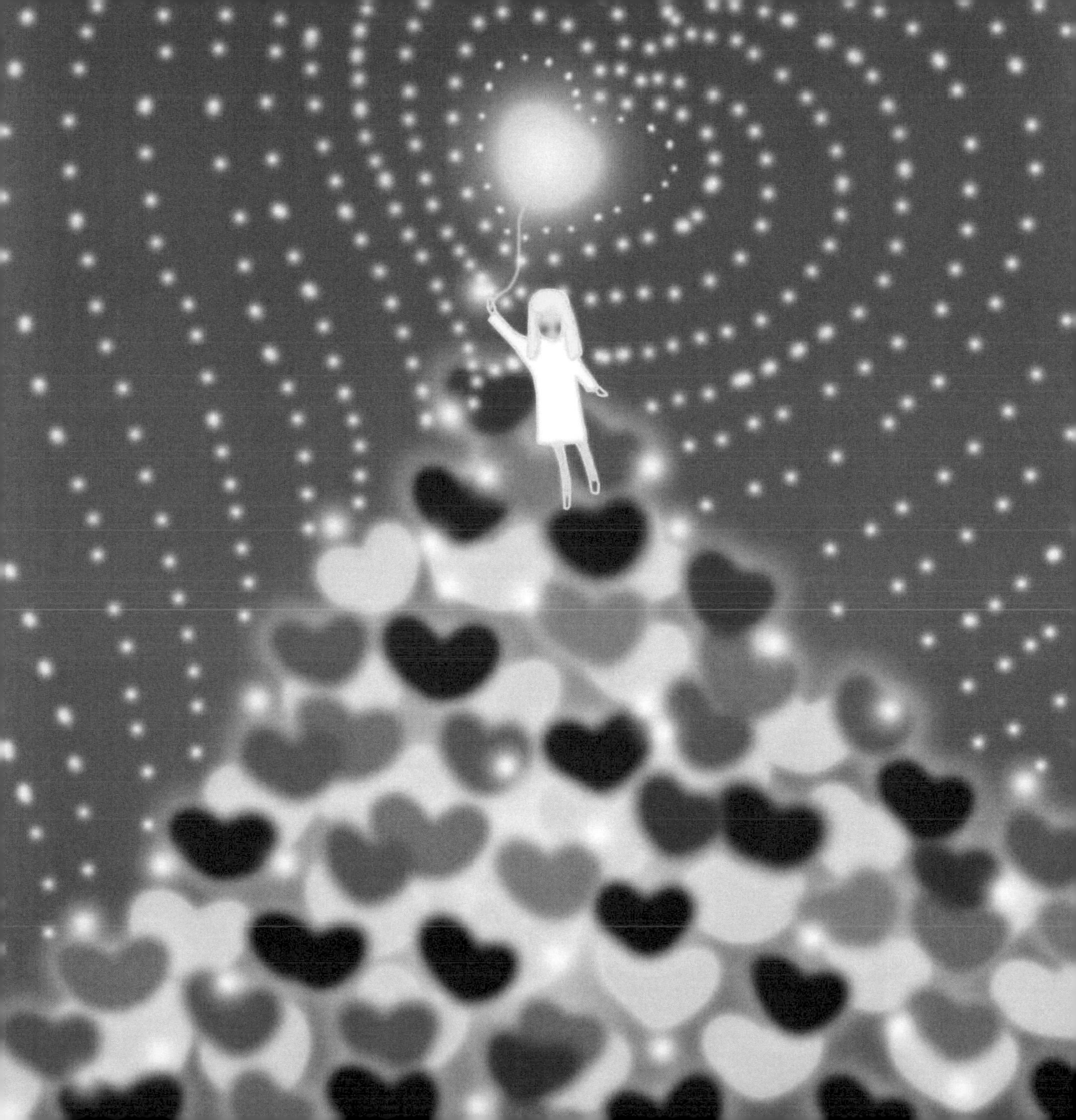

chapter 11

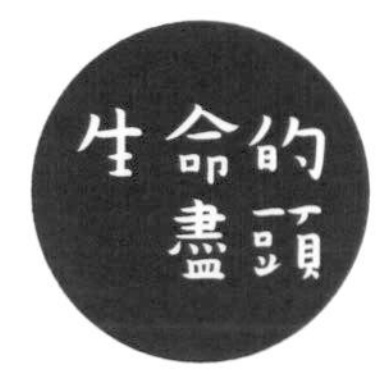

病情越來越惡化，
因此我開始有了自殺的念頭，
記得那一天，
開著車，
在路邊停著，
走向河堤邊，
我坐在那裡看著每個人，

他們好快樂，
往往別人看似擁有的，
都是我們沒有，且羨慕的，
為什麼是我那麼的不快樂，快樂在哪裡？

我找啊，找啊，
找到的只有悲傷，
因此我決定自殺，一切的痛苦就結束了，
太陽西下，我走向河邊，
手機、鑰匙放在離我最遠的地方，
走向河邊，已經沒有人可以找到我了。
我心裡向神吶喊：

如果祢在的話，祢就找人來救我吧！

正準備要跳下去時，
而我的手機響起了聲音，
亮了燈，
有人正在找我，
我絕望又慶幸的掉下眼淚，

神，祢在找我對吧！
親愛的你們，親愛的神啊！
親愛的世界，
請別為我擔心，我需要的是時間，
來療癒我心裡的傷口跟創傷，
每個膿包，都需要重新被治癒，
需要包紮、需要醫治、需要修復，
我正在學習管理我的擔心，

請再多給我一點時間，
讓我也學會照顧整個世界的擔心。

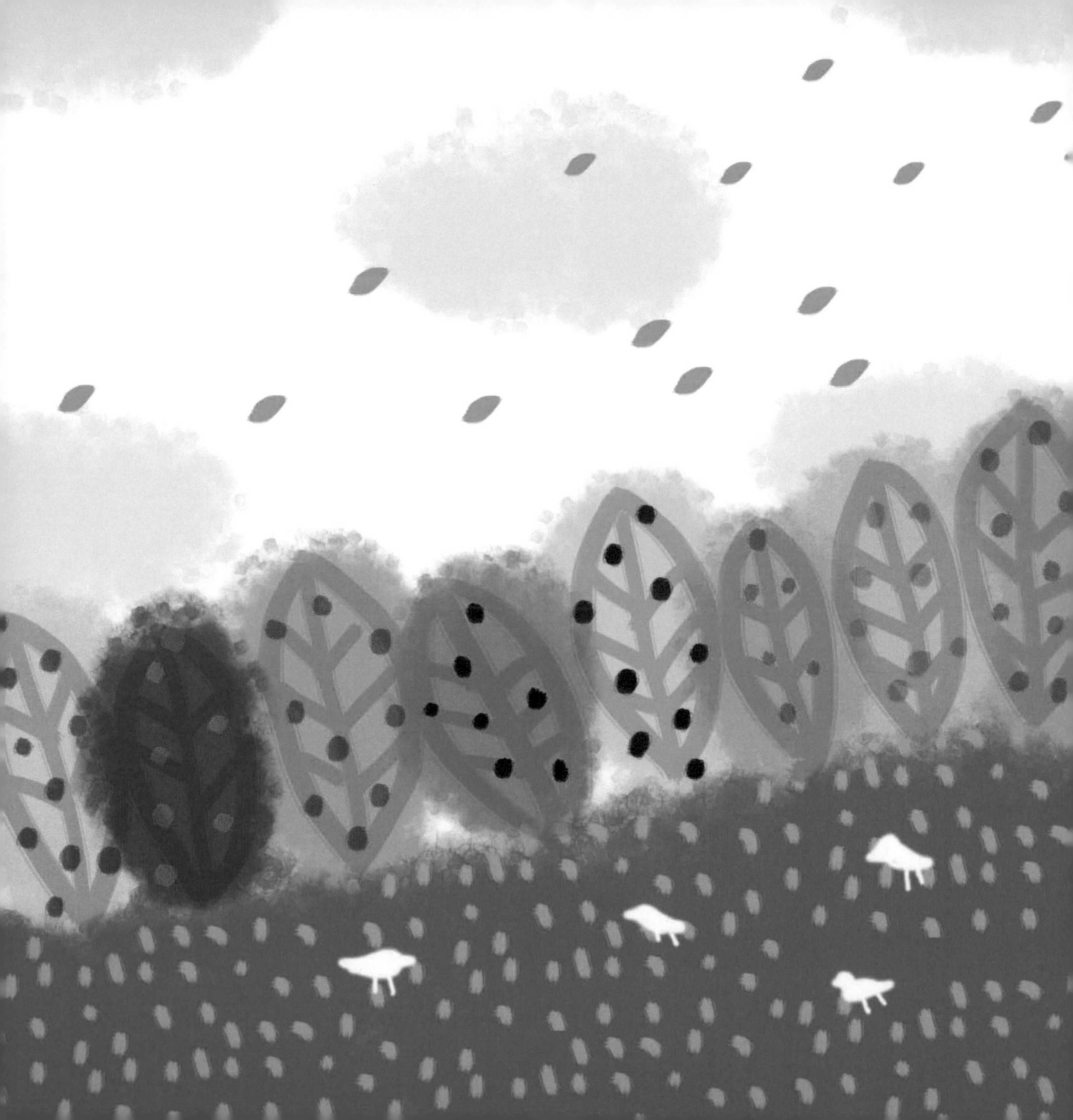

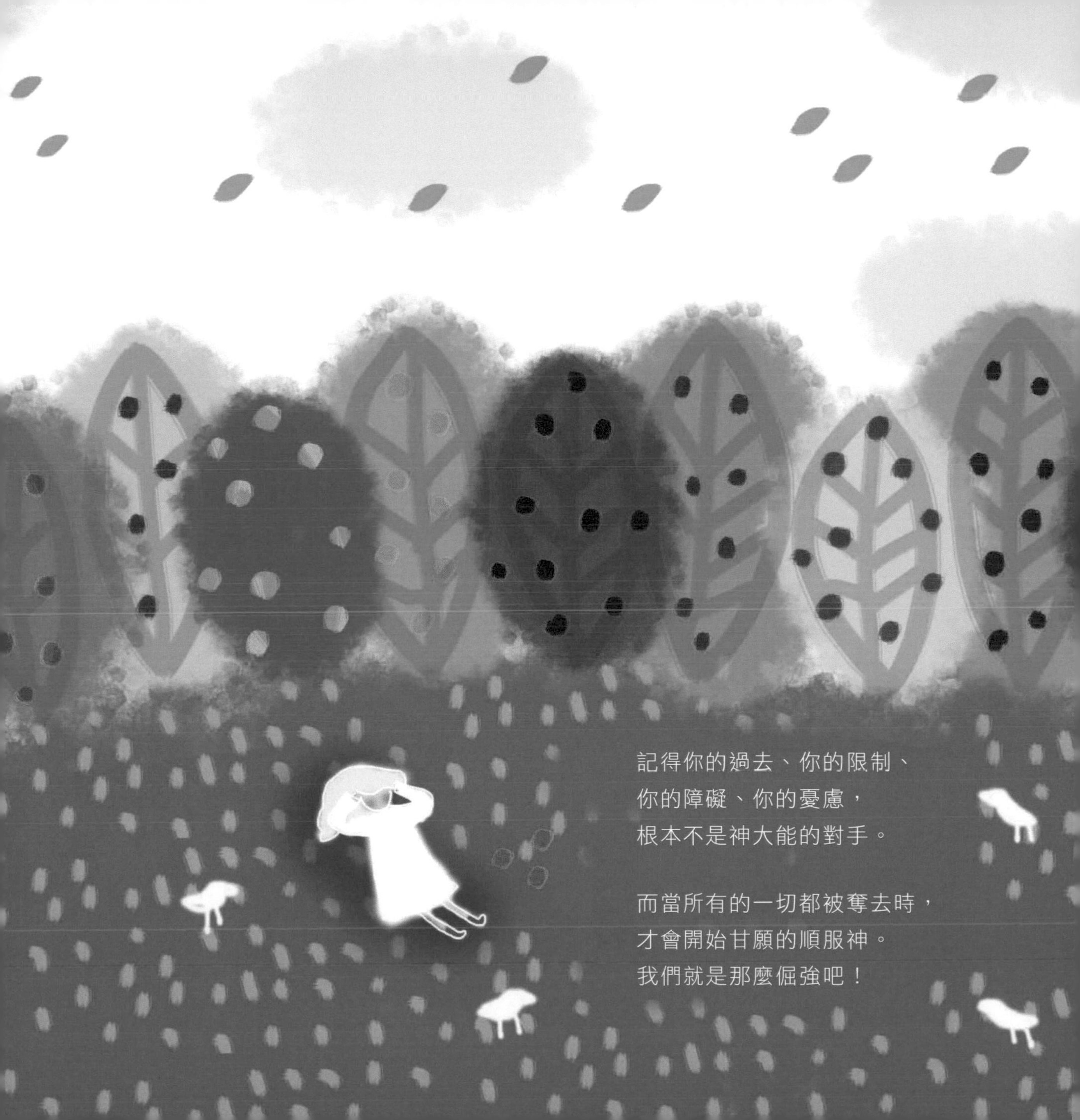

記得你的過去、你的限制、
你的障礙、你的憂慮，
根本不是神大能的對手。

而當所有的一切都被奪去時，
才會開始甘願的順服神。
我們就是那麼倔強吧！

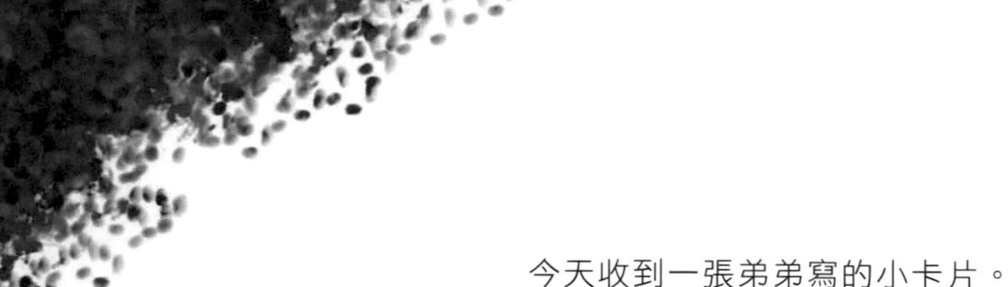

chapter 12

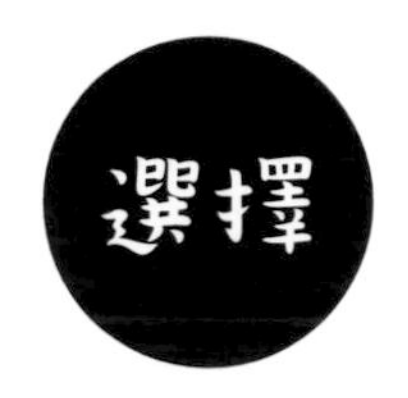

今天收到一張弟弟寫的小卡片。

看到了含淚在心裡，裡面的文字單純又可愛，

想說什麼就說什麼，想寫什麼就寫什麼，

而當人長大了，

變得不敢說，

變得不敢問，

變得不像小時候一樣的單純、勇敢，

心中那個男孩或那個女孩，

已經因為長大，

忘記原本的自己，

小時候充滿了許多夢想。

卻被現實而打敗。

以為自己離夢想越來越遙遠。

但一次一次的跌倒，卻是卓越的基石。

想要什麼就去爭取什麼。

想去愛就愛，想表達愛就表達愛。

想表達鼓勵，就寫下鼓勵跟安慰。

長大了，為什麼這些變得那麼難。

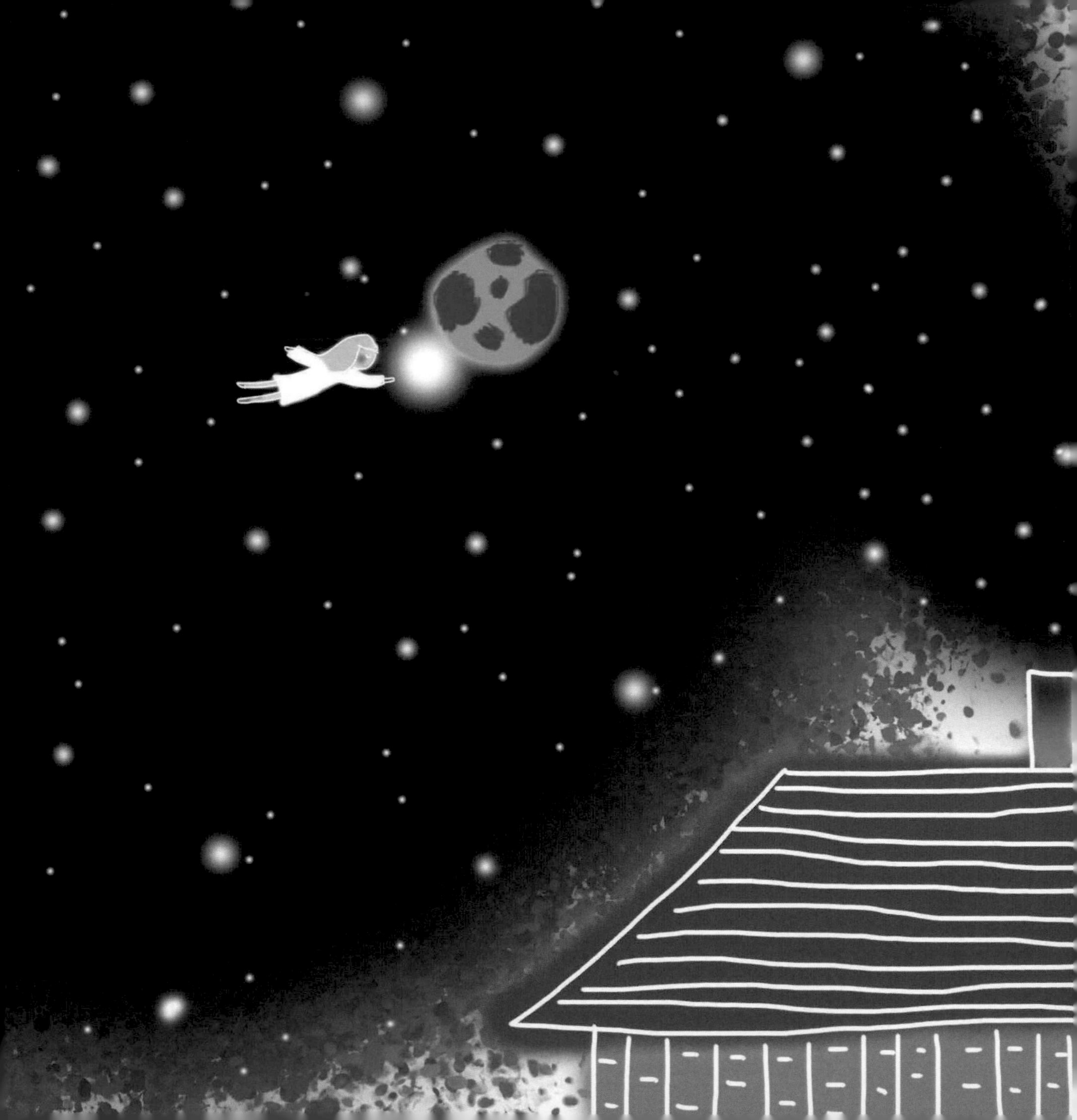

然而人生就是不斷的選擇，
不知道這個選擇的未來會成為怎麼樣，
充滿了未知，所以恐懼，
但若人的生命裡有了神，
不論到哪裡，目標都是一樣的，

為了神。
而我願意拿我的全心來換祢的心。

得著醫治，心裡瞎掉的眼睛可以看得見。
我多麼的切慕、多麼渴求。
那你呢？
也許你不認識這位神，
但告訴你，
祂很厲害，
厲害到願意拿祂的完美，
換你的不完美。

你要選嗎？

chapter 13

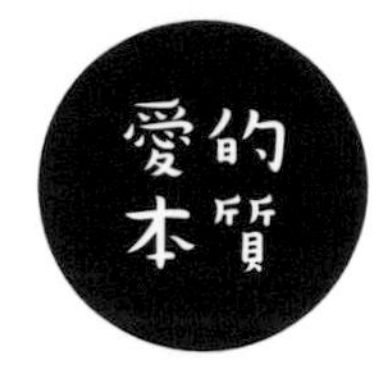

什麼是愛？

這是在我心裡存疑很久的問題。

什麼是人與人的關係？

而到底為什麼我生病了。

我想這是大多數生病的人想找到的答案，

但往往找到的，

都是更多的疑問，

就好像雙腳踏入泥沼裡，

想要再往前一步，

卻越陷越深的感覺一樣，

但我從神那裡學會的愛不同，

愛的本質是自由的，

愛是沒有限制的，

愛是沒有條件的，

愛無差別，

愛沒有罪，

愛沒有懼怕，

愛是生命在表達生命。

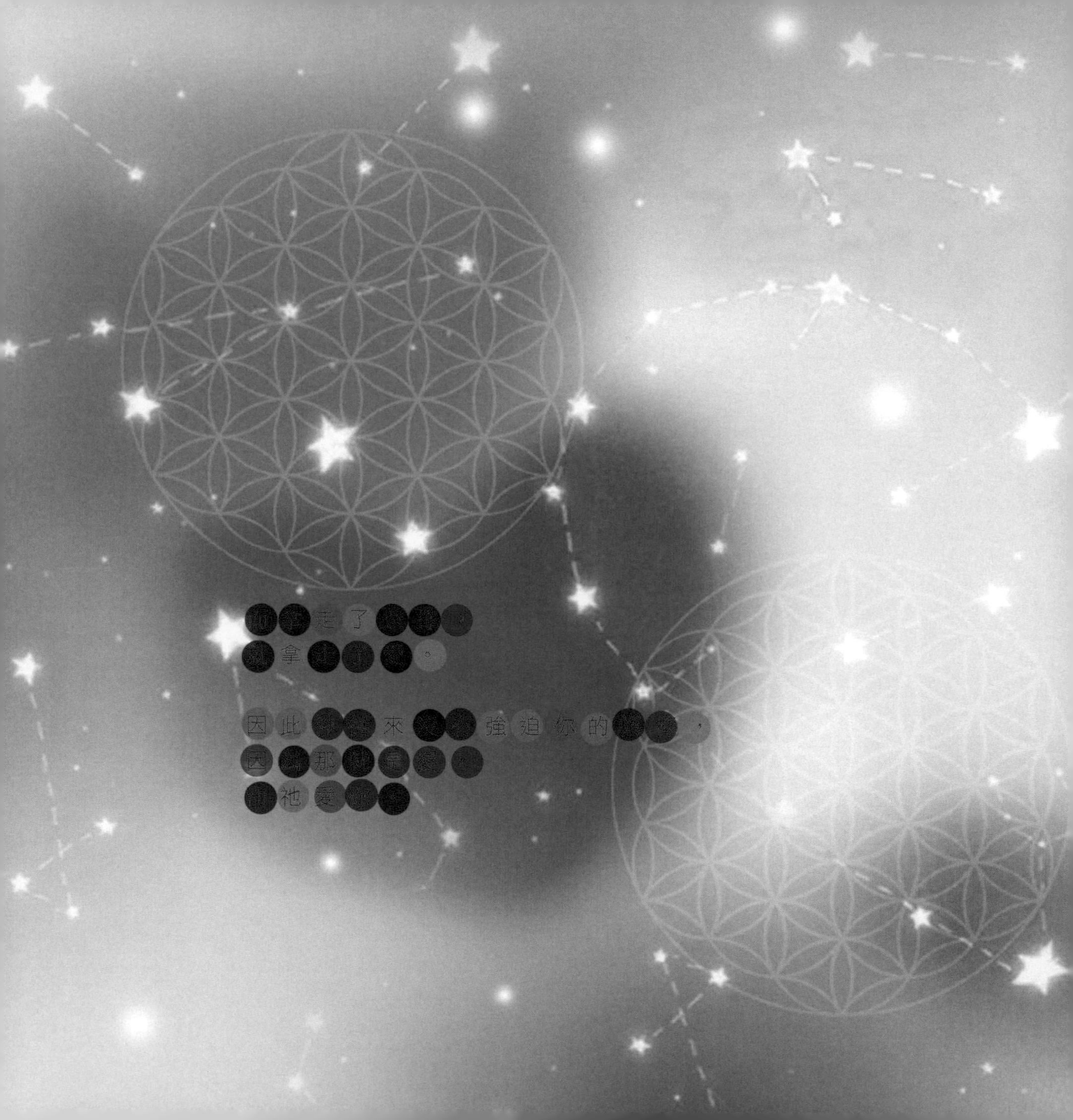

而拿走了[illegible][illegible]，
就拿走了愛。

因此[illegible][illegible]來[illegible][illegible]強迫你的[illegible][illegible]，
因為那就是愛。
而祂愛著你。

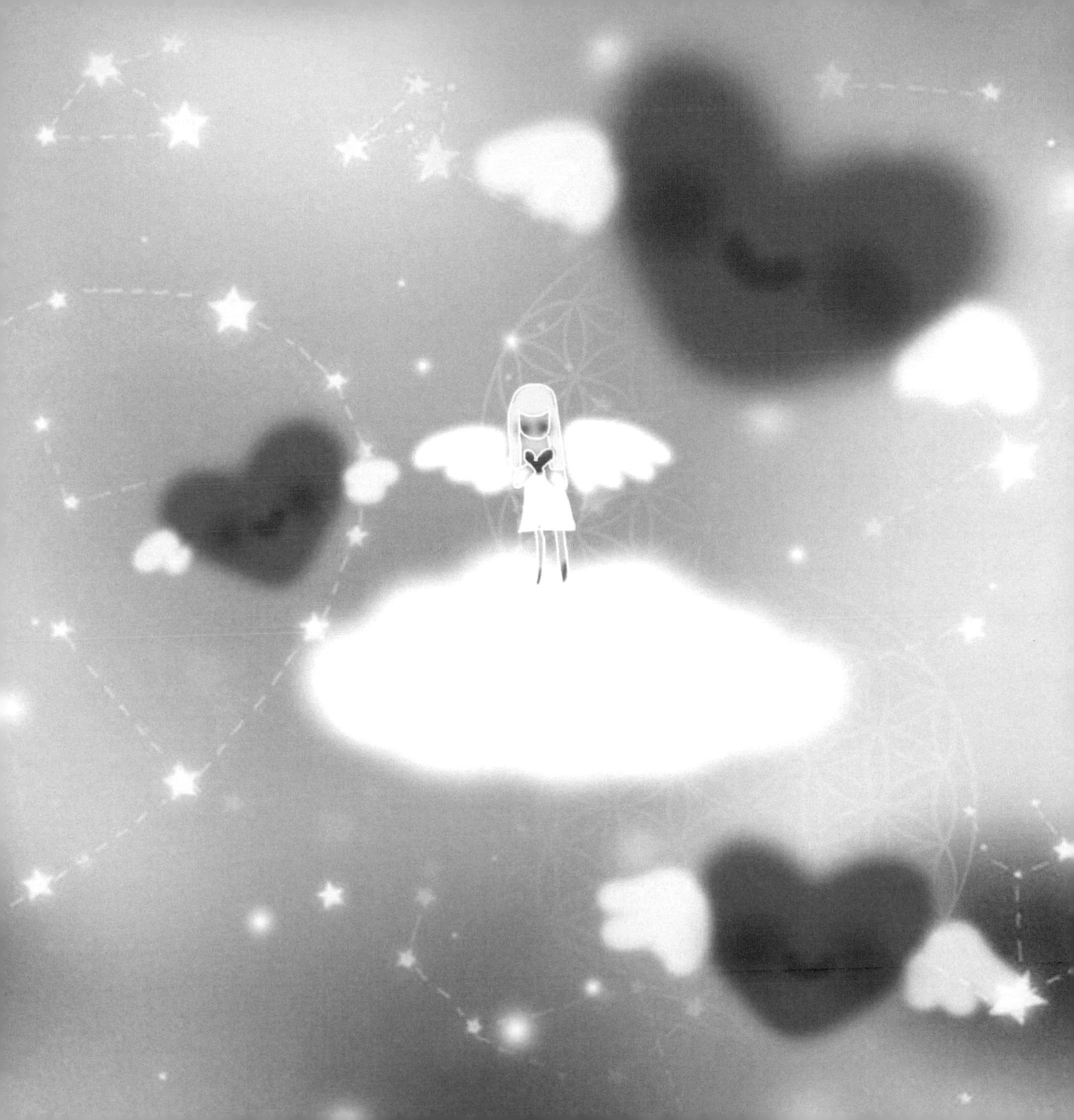

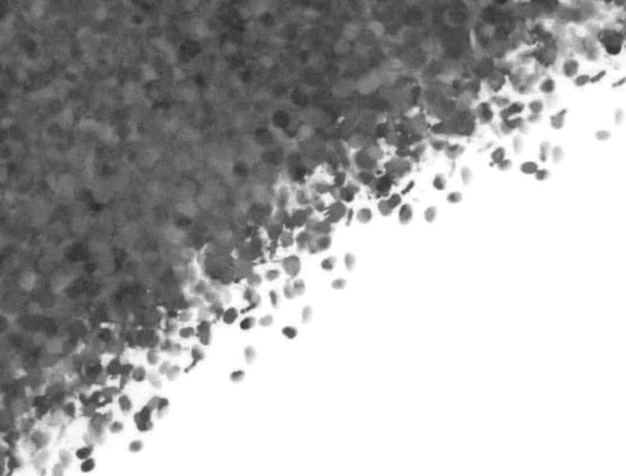

chapter 14

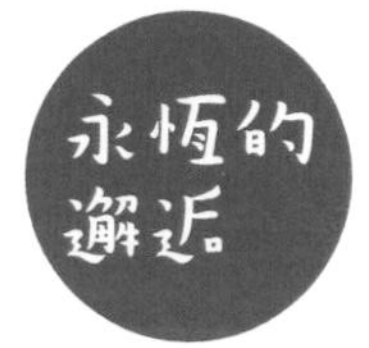

那種徘徊的感受不斷的打斷自己的思緒。

清晰的模糊，沒有過去，沒有現在，

更難想像未來。

像沒氣的腳踏車，

就算使勁了力，

它依然在原地裡踩空。

而墜落。

為什麼會在最深的底處看見自己的心。

深到你已經不認識自己的心，

只有扎心的痛感，

只能任憑它，

只能看著掛在牆上老舊的照片，

掉眼淚。

但告訴你的心，

害怕恐懼比起傷害本身更糟。

沒有一顆心會因為追求未來的夢想而受傷害，

因為追尋的過程中，

每一個片刻，

都是和神與永恆的邂逅。

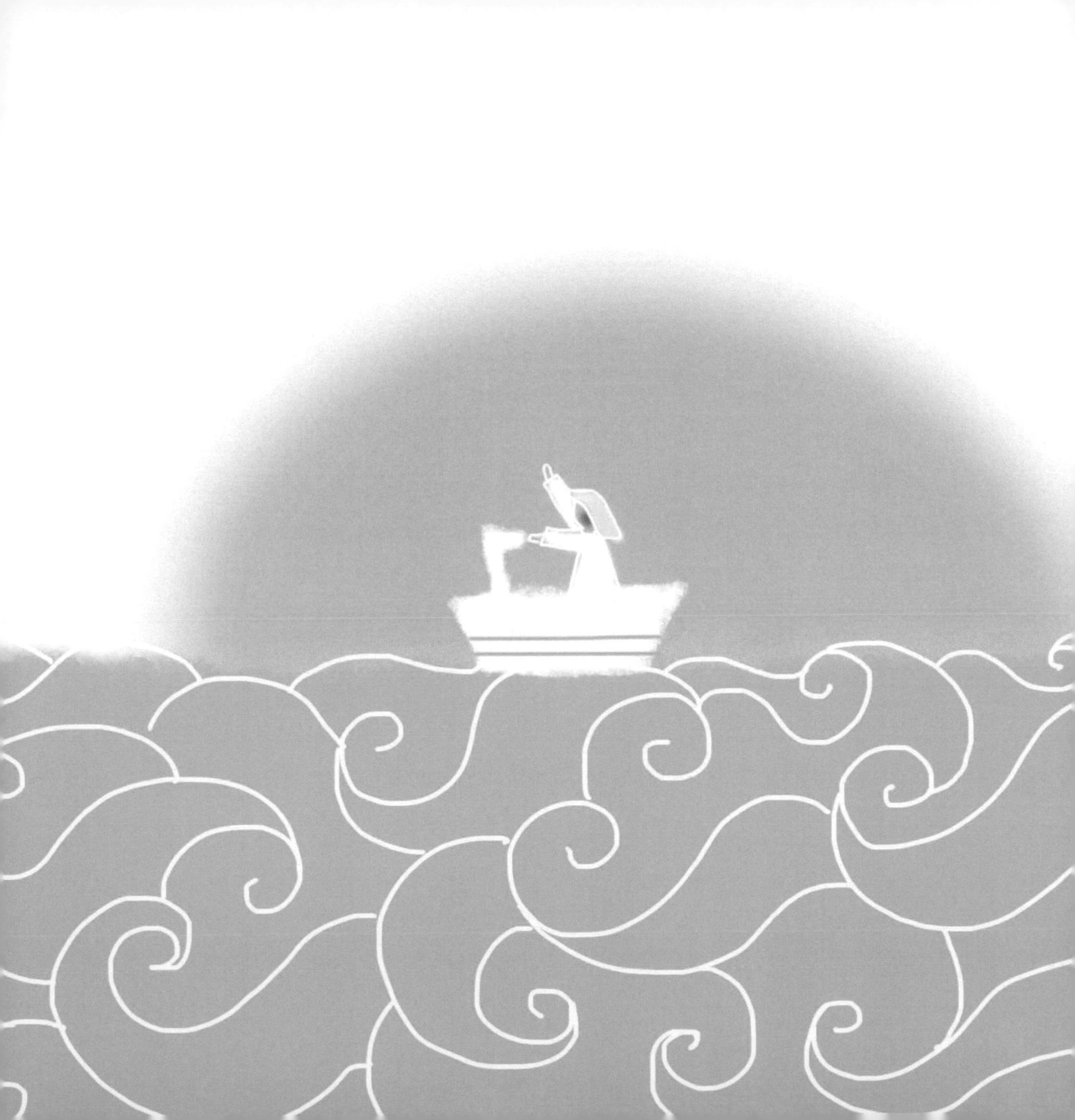

final
chapter

我並不是因為我得醫治，
而寫了這本書，
我仍然在經歷我所經歷的痛苦，
只是我想為你分擔一些痛苦，
想告訴你，你不孤單，
我不夠堅強，所以我們一起堅強。
想為這世界分擔一些憂愁，
想為這世界製造一些盼望，
我仍然在生病，

但一個人不論什麼時候，
都可以成為別人美好的祝福，
也相信神會在一個人最需要的時候，
伸出祂的膀臂，
保護那個祂愛的人，
而這種愛，無價。

想告訴你，

你值得被愛，
親愛的，你是萬中選一。
多麼幸運。

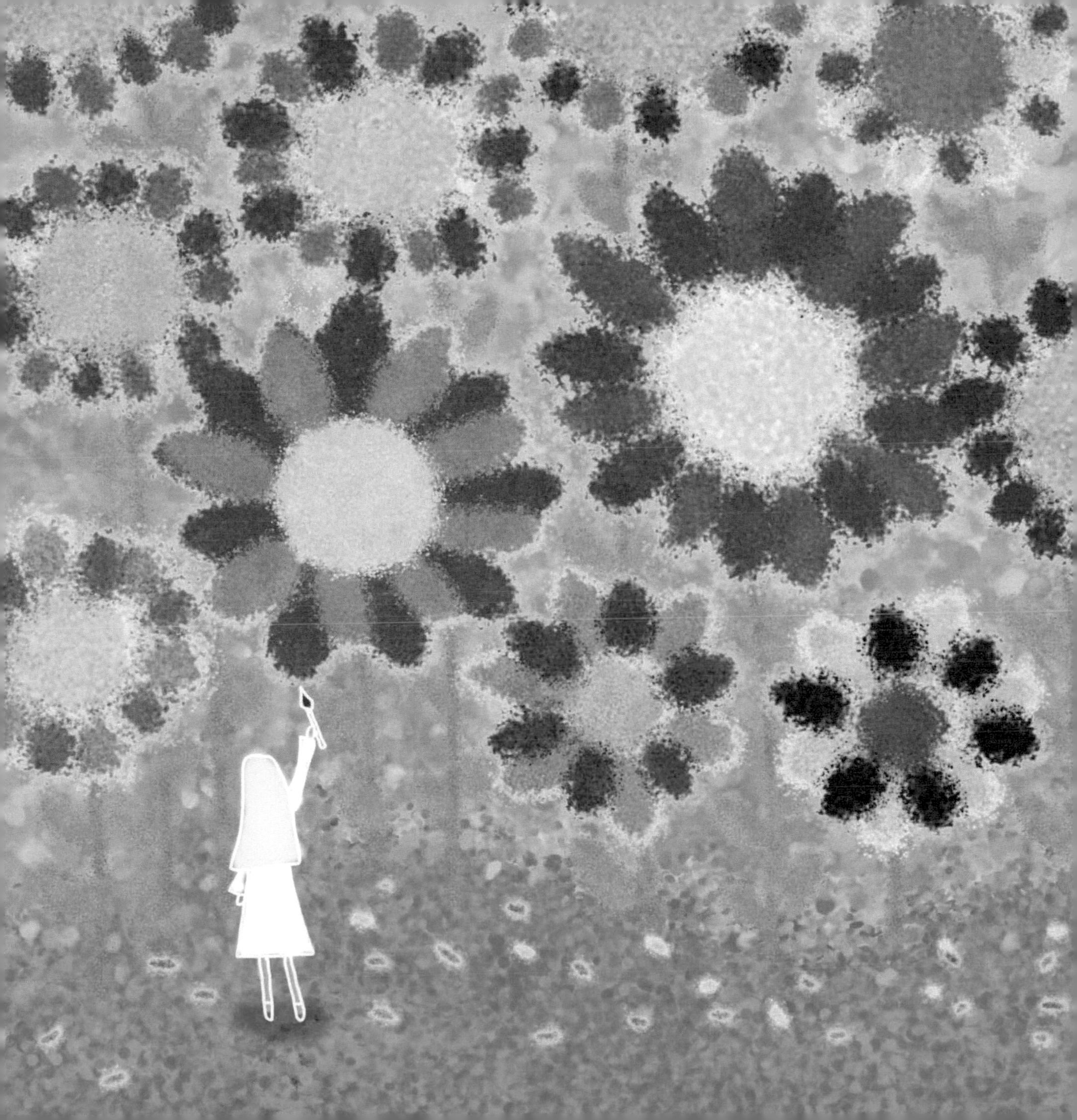

釀生活19　PE0139

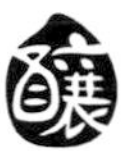

親愛的，你多麼幸運

作　　者　圈　圈
繪　　者　Sylvia
責任編輯　陳慈蓉
圖文排版　莊皓云
封面設計　蔡瑋筠

出版策劃　釀出版
製作發行　秀威資訊科技股份有限公司
114 台北市內湖區瑞光路76巷65號1樓
電話：+886-2-2796-3638　傳真：+886-2-2796-1377
服務信箱：service@showwe.com.tw
http://www.showwe.com.tw
郵政劃撥　19563868　戶名：秀威資訊科技股份有限公司
展售門市　國家書店【松江門市】
104 台北市中山區松江路209號1樓
電話：+886-2-2518-0207　傳真：+886-2-2518-0778
網路訂購　秀威網路書店：https://store.showwe.tw
國家網路書店：https://www.govbooks.com.tw
法律顧問　毛國樑　律師
總 經 銷　聯合發行股份有限公司
231新北市新店區寶橋路235巷6弄6號4F
電話：+886-2-2917-8022　傳真：+886-2-2915-6275

出版日期　2018年4月　BOD一版
定　　價　250元

版權所有・翻印必究（本書如有缺頁、破損或裝訂錯誤，請寄回更換）
Copyright © 2018 by Showwe Information Co., Ltd.
All Rights Reserved

Printed in Taiwan

國家圖書館出版品預行編目

親愛的,你多麼幸運 / 圈圈作 ; Sylvia繪. -- 一版. --
臺北市 : 釀出版, 2018.04
面 ;　公分. -- (釀生活 ; 19)
BOD版
ISBN 978-986-445-249-1(平裝)

1. 人生哲學 2. 生活指導

191.9　　107002695

讀者回函卡

感謝您購買本書，為提升服務品質，請填妥以下資料，將讀者回函卡直接寄回或傳真本公司，收到您的寶貴意見後，我們會收藏記錄及檢討，謝謝！

如您需要了解本公司最新出版書目、購書優惠或企劃活動，歡迎您上網查詢或下載相關資料：

http:// www.showwe.com.tw

您購買的書名：____________________

出生日期：________年________月________日

學歷：□高中（含）以下　□大專　□研究所（含）以上

職業：□製造業　□金融業　□資訊業　□軍警　□傳播業　□自由業　□服務業　□公務員　□教職

□學生　□家管　□其它____________

購書地點：□網路書店　□實體書店　□書展　□郵購　□贈閱　□其他

您從何得知本書的消息？

□網路書店　□實體書店　□網路搜尋　□電子報　□書訊　□雜誌　□傳播媒體　□親友推薦

□網站推薦　□部落格　□其他____________

您對本書的評價：（請填代號　1.非常滿意　2.滿意　3.尚可　4.再改進）

封面設計_____　版面編排_____　內容 _____　文／譯筆_____　價格_____

讀完書後您覺得：

□很有收穫　□有收穫　□收穫不多　□沒收穫

對我們的建議：____________________

____

____

____

請貼
郵票

11466
台北市内湖區瑞光路 76 巷 65 號 1 樓

秀威資訊科技股份有限公司 收

BOD 數位出版事業部

(請沿線對折寄回，謝謝！)

姓　　名：________________ 年齡：________ 性別：□女　□男

郵遞區號：□□□□□

地　　址：________________________________

聯絡電話：(日) ________________ (夜) ________________

E-mail：________________________________

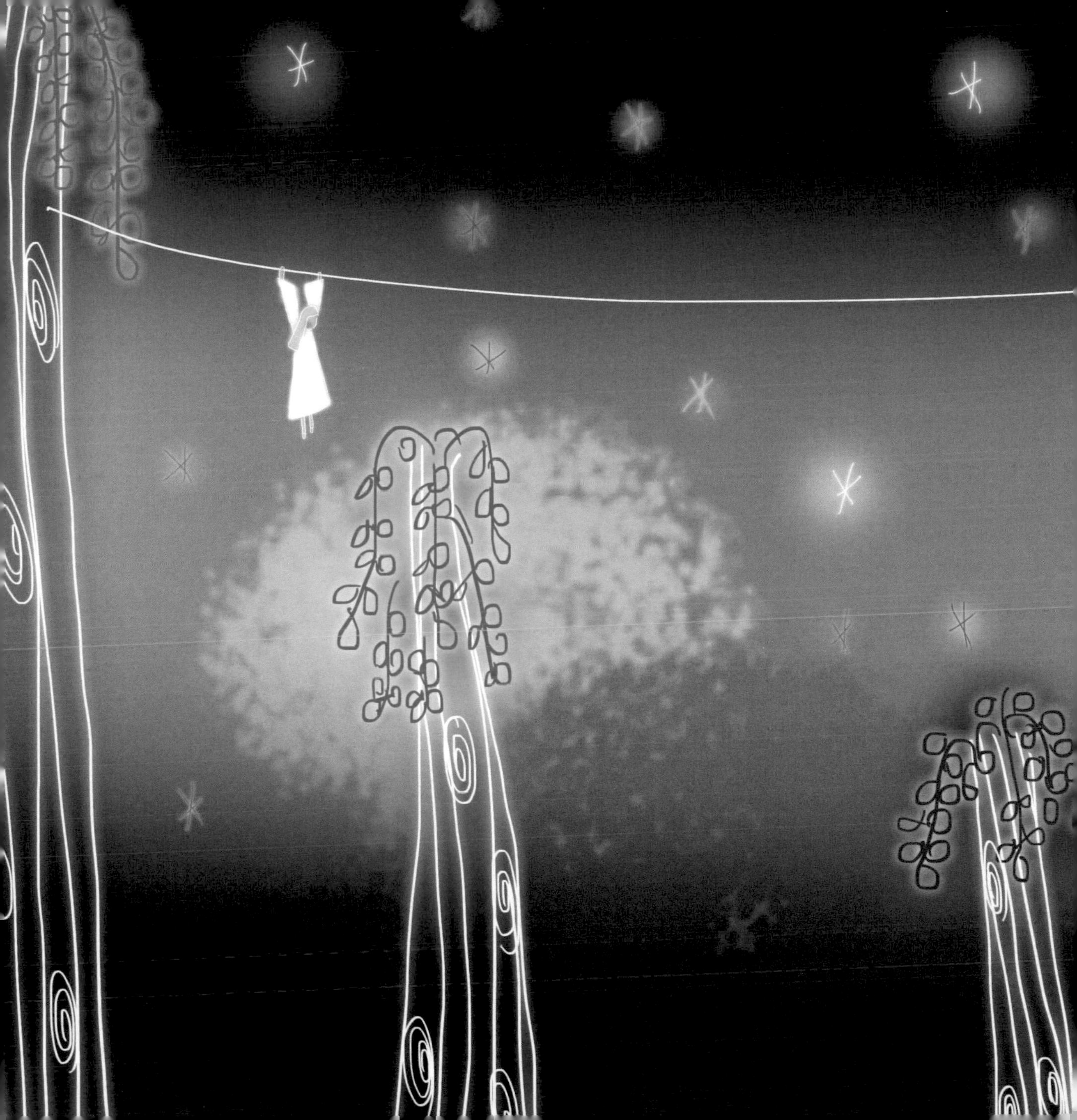

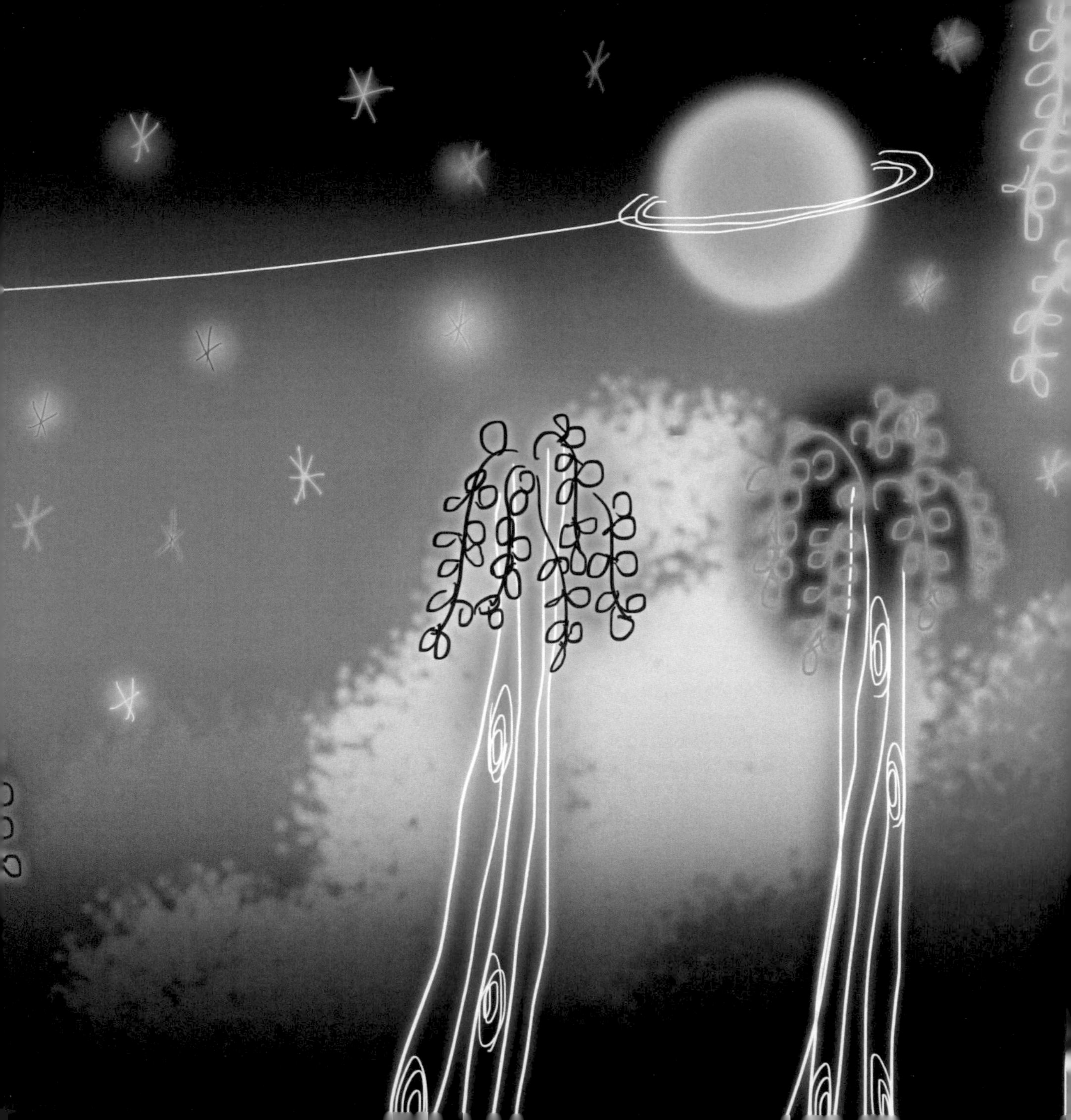